精神心理科普百读

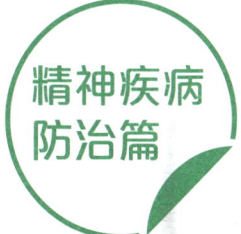

精神疾病防治篇

北京大学第六医院
国家精神卫生项目办公室 编
中国疾病预防控制中心精神卫生中心

北京大学医学出版社

JINGSHEN XINLI KEPU BAIDU　JINGSHEN JIBING FANGZHI PIAN

图书在版编目（CIP）数据

精神心理科普百读. 精神疾病防治篇 / 北京大学第六医院，国家精神卫生项目办公室，中国疾病预防控制中心精神卫生中心编. -- 北京 : 北京大学医学出版社，2024.11（2025.4重印）

ISBN 978-7-5659-3074-4

Ⅰ．①精… Ⅱ．①北… ②国… ③中… Ⅲ．①精神病－防治－普及读物 Ⅳ．①R749-49

中国国家版本馆CIP数据核字(2024)第038107号

精神心理科普百读　精神疾病防治篇

编：北京大学第六医院　国家精神卫生项目办公室　中国疾病预防控制中心精神卫生中心

出版发行：北京大学医学出版社

地　　址：（100191）北京市海淀区学院路38号　北京大学医学部院内

电　　话：发行部 010-82802230；图书邮购 010-82802495

网　　址：http://www.pumpress.com.cn

E-mail：booksale@bjmu.edu.cn

印　　刷：北京信彩瑞禾印刷厂

经　　销：新华书店

策划编辑：董采萱

责任编辑：董采萱　　　责任校对：靳新强　　　责任印制：李　啸

开　　本：880 mm × 1230 mm　1/32　印张：9.25　字数：255千字

版　　次：2024年11月第1版　2025年4月第2次印刷

书　　号：ISBN 978-7-5659-3074-4

定　　价：55.00元

版权所有，违者必究

（凡属质量问题请与本社发行部联系退换）

编者名单

主　编　马　宁　孙洪强
主　审　陆　林
副主编　李倩倩　张五芳
编　者（按姓名汉语拼音排序）

曹庆久	陈　超	陈发展	陈红方	程　嘉	程　章
董　敏	董　平	范滕滕	方　涛	高慧敏	耿　彤
郭　丹	何莹莹	胡思帆	黄　剑	黄若燕	姜思思
康　岚	李春月	李　洁	李　茜	李倩倩	李琼蔚
李献云	李志营	栗雪琪	廖金敏	刘丽君	刘　炜
刘晓瑞	骆　蕾	马　宁	倪照军	潘美蓉	蒲城城
邱彦红	邱宇甲	邵　岩	石　川	司飞飞	孙洪强
孙　伟	王　慧	王晓丝	王鑫鑫	熊娜娜	薛明华
易嘉龙	于　玲	张海峰	张五芳	张　晓	赵梦婕
赵　爽	周　亮	周书喆	朱　玥	邹　然	

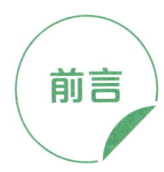

前言

2016年8月，习近平总书记在全国卫生与健康大会上的讲话中强调："没有全民健康，就没有全面小康。要把人民健康放在优先发展的战略地位。"医学科普是以科普的方式将健康领域的科技知识、科学方法、科学思想和科学精神传播给公众，旨在培养公众健康素养，帮助公众学会自我管理健康的长期性活动。其对于建设健康中国、实现人民群众对美好生活的向往具有重要意义和独特作用。

2020年春节前夕，微信公众号"精神卫生686"（现为"畅聊686"）在推出精神疾病科普动画后，又推出疾病宣教系列，内容涉及对疾病的认识、治疗、病耻感的处理、诊断及鉴别、护理与康复等各个方面。每一篇都由临床医护人员、康复治疗师精心撰写，并由相关领域的专家审核把关，兼具科学性与普及性。科普文章在公众号推出后引发了大量阅读及热烈的留言讨论。这一方面体现了公众对获取精神卫生科普知识的需求之大，另一方面也体现了公众对提升自身精神心理健康的追求与向往。

通过科普，患者和家属对疾病有了更多的理解和认识，有效促进了医患沟通与合作；通过科普，医生可以在诊室之外指导患者，而不必急于在短短的诊疗时间内宣教整个疾病过程。因此，我们将疾病宣教系列科普文章整理成书，并按照内容分为14章。本书适合精神疾病患者及其家属、初入精神卫生领域的医学生、从事临床其他学科工作的医务人员以及对精神健康感兴趣的公众阅读和学习。

编者

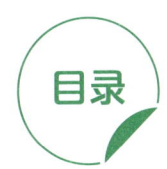

目录

第一章　睡眠障碍

良好睡眠，你值得拥有　002

"打呼噜"引发的车祸　005

梦境使我不安——了解快速眼动睡眠行为障碍　008

如何科学规范服用安眠药　010

关于褪黑素，你要知道这些　014

第二章　焦虑障碍（焦虑症）

焦虑障碍，你需要知道的六件事　020

走近焦虑障碍——广泛性焦虑障碍和惊恐障碍　024

脱口秀大王的炸场，是社恐痛苦的过往　028

第三章　抑郁障碍（抑郁症）

得了抑郁症该向别人说出来吗——浅谈抑郁症的病耻感　032

这些孩子为什么上不了学——带你了解儿童抑郁症　036

看见她，接纳她，拥抱她——正视产后抑郁症　039

不要再冤枉可怜的抗抑郁药啦　044

抑郁症的运动处方　048

抑郁还是"双相"，并不难解难分　052

解析焦虑抑郁姐妹花　056

第四章 双相障碍(双相情感障碍)

双相障碍,两面人生　062

关于双相障碍的三件事　065

双相情感障碍患者的居家照护　071

您的心情和春夏一样美丽吗　074

第五章 强迫症

深陷强迫,画地为牢还是突破重围　080

强迫症患者的自我救助之道　084

精神障碍患者的居家护理——强迫症篇　089

第六章 精神分裂症

关于精神分裂症——你需要知道的事　096

如何识别精神分裂症的前驱期症状,尽早干预　099

精神障碍患者的居家护理——重性精神疾病篇　104

第七章 疑病症与躯体形式障碍

无病自忧也是一种病　108

"总是不舒服,又查不出毛病的病"——认识躯体形式障碍　112

"医生,我到底得了啥病?"——躯体症状及相关障碍　115

第八章 精神活性物质依赖

酒精依赖患者春节期间如何避免复饮　122

酒精依赖患者的护理——黄金72小时　125

毛姆小说中的"酒精依赖"　129

　　"公共卫生"中我们能做的一件事——写在"世界无烟日"　134

　　揭开电子烟的神秘面纱　139

　　"5·31","686"喊你戒烟了　142

第九章　进食障碍

　　了解进食障碍的心理治疗　148

　　关于暴食行为,家人需要知道的那些事　152

　　精神障碍患者的居家护理——进食障碍篇　155

第十章　儿童常见精神障碍

　　关于自闭症的那些谣言　160

　　孤独症就是个性孤僻吗　163

　　"来自星星的孩子"长大了——成人孤独症　165

　　拿什么让你安静,我的孩子——关于多动症　171

　　关于多动症的治疗,你需要了解的　176

　　精神障碍患者的居家护理——儿童篇　180

第十一章　自杀自伤行为

　　重塑希望——自杀是可以预防的　186

　　关爱青少年心理健康——写在"9·10"世界预防自杀日　190

　　青少年自伤,说不出的痛　195

　　满身伤痕的孩子　200

　　遭遇心理健康问题而休学的青少年,如何做好复学准备　204

第十二章 老年痴呆

谁偷走了他的记忆——认识老年痴呆 210

痴呆的危险因素控制 213

精神障碍患者的居家护理——老年痴呆篇 218

第十三章 治疗与测验

准妈妈的精神科用药指南 226

心理测验知多少 231

对心理治疗的十个常见误解 237

第十四章 复发预防与康复

筑好预防复发的第一道城墙
　　——关于春季精神疾病复发的常见问题 242

精神障碍患者康复过程中，家属可以做些什么 245

重性精神疾病患者的居家康复 249

三个小建议，助力家属守护患者健康 252

劳动、工作与精神康复 255

"世界抗癌日"，关爱肿瘤患者的身心康复 260

让我们一起读懂癌症患者 265

善终，让生命圆满落幕 268

摘掉有色眼镜，消除歧视与偏见 271

消除污名，从看见自我污名开始 275

精神障碍患者的居家护理——老年篇 279

疗身也要护"心"——慢性躯体疾病患者的心理健康 284

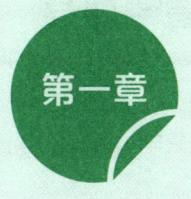

第一章

睡眠障碍

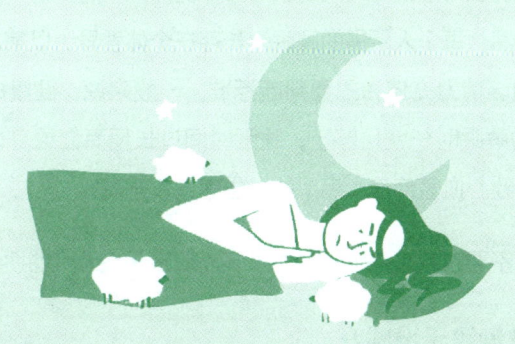

良好睡眠，你值得拥有

范滕滕　孙伟　北京大学第六医院

"一只羊、两只羊、三只羊……一千零三只羊……唉，今天是又睡不着了！"

每年3月21日是世界睡眠日，2024年的中国主题为"健康睡眠，人人共享"。每个人都渴望拥有良好的睡眠，但有时候却求而不得。

"今天没睡够8小时，不好！"

"晚上一定要早点上床酝酿睡眠！"

这些关于睡眠的想法是否能帮助我们获得良好睡眠呢？

首先我们先认识一些关于睡眠的误区。

误区1：睡眠时间越长对身体越好

许多人都认为睡眠的时间越长对身体的好处就越多。

其实不然，每个人所需的睡眠时长存在个体差异，**以第二天醒后能够保持体力、精力充沛为主要判断标准**。一般来说，健康成年人每天7~8小时的睡眠时长就足够了。睡眠时间过长反而会给身体健康带来危害，如导致心血管疾病、痴呆的发生率显著升高。

💡 因此，不要过分关注睡眠的时长，而应多关注睡眠的质量。

误区2：做梦等于没睡好

很多人都认为做梦代表自己没有进入深睡眠，这种观点也是不对的。

做梦是一种正常的生理现象，每个人在睡眠的过程中都会做梦。

睡眠可分为非快速眼动睡眠（NREM睡眠）和快速眼动睡眠（REM睡眠）。正常成年人整夜睡眠中NREM睡眠和REM睡眠交替发生。做梦大多发生在REM睡眠期，这一睡眠时期的梦境情节生动、形象，会使人觉得梦中发生的事情都很真切。NREM睡眠期也会做梦，而这一时期的梦境很平淡，缺乏生动性。

 但需要注意的是，若一个人经常做噩梦，或伴有说梦话和（或）过多的肢体活动，就应及时到睡眠医学专科进行详细的睡眠评估。

误区3：饮酒助眠

许多人喜欢在睡前喝点酒，认为这样可以帮助自己很快入睡。

真相是，**无论饮酒量多少，总体而言对睡眠都有害无益**。酒会让人处于较浅的睡眠期，减少深睡眠，破坏正常的睡眠结构，从而大幅降低睡眠质量。

 因此，不推荐睡前饮酒助眠。

中国睡眠研究会的调查显示，中国成年人中有38.2%存在失眠困扰。长期的失眠不仅影响工作、学习、生活等日间功能，还会增加焦虑、抑郁、痴呆、糖尿病、心血管疾病等躯体及心理疾病的患病风险。失眠已成为迫切需要解决的身心健康问题。

认知行为疗法通过调整睡眠节律、睡眠动力和身心放松的"睡眠三要素"，能有效地治疗失眠。

睡眠节律

睡眠节律也可以理解成"生物钟"。

生物钟是调节人体生活作息的时钟，对于人们的身心健康非常重要。

如何才能调好自己的生物钟呢？主要是通过固定的上床、下床时间进行训练。每日坚持同样的上床、下床时间，久而久之就可以形成自身规律的生物钟了。

对于失眠患者，建议上床时间为晚上10:30至11:00左右，下床时间为早上5:30至6:00左右。

睡眠动力

睡眠动力越大，就越容易进入睡眠。

睡眠动力主要与**连续保持清醒的时间及适量运动**两个因素相关。

连续保持清醒的时间越长，睡眠动力越大，越容易入睡，睡眠也越深。建议不要在没有困意时很早就躺在床上酝酿睡眠，应等到有困意后再上床；并且不论是否睡好，第二天都应准时起床，以提高睡眠动力和睡眠效率。

同时，也不要在床上做与睡眠无关的事情，例如躺在床上玩手机、看电视等，要建立床和睡觉之间的良性条件反射。手机屏幕发出的蓝光会使大脑更加兴奋，影响入睡，且更易致早醒；蓝光还影响大脑内褪黑素的释放，睡前2小时使用手机等电子设备会使睡眠质量显著下降。

适量运动也可以增加睡眠动力，建议每日坚持运动，最好是有氧运动，如跑步、游泳、瑜伽等。

适量运动的标准，以运动时心率作为标准的话，可用以下公式计算：

> 60岁以下的人运动时心率=180-年龄（±10）
> 60岁以上的人运动时心率=170-年龄（±10）

睡眠效率=实际睡眠时间/卧床时间。如果结果大于85%就算正常，达到90%就已经很好了。

身心放松

睡前躯体或心理紧张会导致失眠。

很多失眠患者一躺在床上就担心今天是否会失眠，结果过度的担心真的导致了失眠。越怕失眠、越想入睡，身体越紧张，反而更容易失眠。

通过放松训练，可以降低焦虑水平，从而改善睡眠。放松训练的方法很多，这里主要介绍正念呼吸练习，大家可以每天进行练习。

正念呼吸练习，**重点是专注在呼吸上。**呼吸对于生命来说至关重要，掌握了正确的呼吸方法，也就掌握了睡眠的诀窍。失眠者上床后，白天发生的琐事像过电影一样在脑海里浮现，肯定难以入睡。如果我们能够练习专注在呼吸上，就可以减少杂念，放松身心，也就容易入睡了。

在正念呼吸练习中，呼吸好比是一个木桩，用来拴住我们的注意力。人刚开始做正念呼吸练习时，注意力往往不能集中在呼吸上，经常游移。注意力游移一次，就把它带回来一次，反复练习，会慢慢精进。

良好的睡眠有助于保障身体各项生理功能的正常运转。如果出现失眠症状，可以通过上述方法进行自我调整。

> 若失眠持续存在，自我调整后仍不能改善，需要寻求专业医师的帮助。

失眠的你，不要再数羊了。让我们一起用科学的方法应对，拥有良好睡眠！

参考文献

[1] 赵忠新. 睡眠医学[M]. 北京：人民卫生出版社，2016.

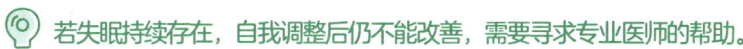

"打呼噜"引发的车祸

睡眠时"打呼噜"不仅不意味着睡得香，还有可能带来严重后果。一天，爱喝点小酒的胖厨师李师傅酒后开车回家，途中不慎撞车，被人送到了医院。医生原本以为只是常见的酒后驾驶造成的事故,但发现李师傅在病房中睡得鼾声如雷,而且了解到他除了长期饮酒以外,一直有睡觉打呼噜的情况。李师傅还提到他那天喝酒只是平常量,在车祸发生之前他似乎要睡着了。医生建议李师傅尽快到睡眠专科或鼾症门诊就诊,因为高度怀疑他患有一种睡眠障碍,这也可能是造成他发生车祸的原因之一。

医生怀疑的睡眠障碍是啥

这种睡眠障碍学名为阻塞性睡眠呼吸暂停低通气综合征,英文简称OSAHS。其主要临床表现为睡眠时打鼾,呼吸暂停,睡眠质量下降,白天思睡,注意力不集中,容易疲劳,容易激惹等。

早在约1300年前,唐代文人韩愈就在《嘲鼾睡》中将"打呼噜"这种睡眠现象描写得淋漓尽致:"澹师昼睡时,声气一何猥。顽飙吹肥脂,坑谷相嵬磊。雄哮乍咽绝,每发壮益倍。有如阿鼻尸,长唤忍众罪……"

李师傅就有诗中胖和尚的打呼噜现象。他在闲暇之余,常喝酒后坐在饭店门口的台阶上晒太阳休息。他一旦坐在那里,用不了多久就会鼾声如雷。店员们因此送给他一个外号"李惊雷",后来就喊他"雷师傅"。他不仅白天容易思睡打鼾,晚上更是呼噜声连绵不绝,并且还有一种奇怪的现象,就是在打呼噜过程中有时突然停止呼吸,隔一会儿又突然恢复呼吸并出现呼噜声。对于打呼噜这事,李师傅的家属一直很有意见。妻子因他的呼噜声影响到自己的睡眠,已跟他分居多年。

阻塞性睡眠呼吸暂停低通气综合征有什么危害

OSAHS患者看上去似乎睡得很香,但是实际上由于睡眠时出现间歇性气道阻塞,致使大脑缺氧,夜间容易有微觉醒,会明显影响睡眠质量,导致白天容易困倦思睡,难以集中注意力。这会影响患者的判断、思考和反应协调能力,所以在开车或操作具有危险性的机械时容易出现意外,并且使心脑血管病的患病风险大大增加。

什么人容易得阻塞性睡眠呼吸暂停低通气综合征

这种疾病往往容易出现在具有肥胖或超重、饮酒、吸烟、心力衰竭、难治性高血压、2型糖尿病、脑血管意外、夜间心律失常等高危因素的人群中。

如何诊断阻塞性睡眠呼吸暂停低通气综合征

OSAHS的诊断主要依赖上述临床表现,以及多导睡眠监测(英文简称PSG)结果。按照PSG中呼吸暂停低通气指数及最低血氧饱和度,又分为轻度、中度、重度三种程度。

李师傅后来到睡眠专科的鼾症门诊就诊,进行了多导睡眠监测检查,被明确诊断患有重度阻塞性睡眠呼吸暂停低通气综合征。他的呼吸暂停低通气指数高达33次/小时(正常为小于5次/小时),最低血氧饱和度为79%(正常在90%以上)。

阻塞性睡眠呼吸暂停低通气综合征如何治疗

对于轻度OSAHS患者,可以尝试通过侧卧位睡眠、减肥、戒烟、戒酒等方式进行干预;对于中重度OSAHS患者,则需要进行持续气道正压通气(CPAP)、手术治疗等专业治疗,而CPAP是中重度OSAHS患者首选的治疗方式。

睡眠科医生为李师傅进行了持续气道正压通气治疗等专业的综合治疗,并帮助他戒了酒。李师傅的呼噜声很快就消失了,白天也不思睡疲乏了。

因此,睡眠时打呼噜不仅不意味着睡得香,还有可能带来严重后果。若您或您身边的人有打呼噜的现象,并且体型肥胖、吸烟、饮酒或者同时伴有心脑血管疾病，建议尽快到睡眠专科鼾症门诊就诊，进行多导睡眠监测，明确是否存在相关问题，从而能够及时得到专业的治疗。

参考文献

[1] Veasey S C, Rosen I M. Obstructive Sleep Apnea in Adults[J]. N Engl J Med, 2019, 380(15): 1442-1449. DOI:10.1056/NEJMcp1816152.
[2] Gottlieb D J, Punjabi N M. Diagnosis and Management of Obstructive Sleep Apnea: A Review[J]. JAMA, 2020, 323(14): 1389-1400. DOI:10.1001/jama.2020.3514.
[3] 赵忠新. 睡眠医学[M]. 北京：人民卫生出版社，2016.

骆 蕾　北京大学第六医院

梦境使我不安
——了解快速眼动睡眠行为障碍

老王今年68岁，是一名退休工人，10多年前出现睡眠差、难以入睡，晚上上床后需要1个多小时才能入睡，睡着后听到一点儿小动静就容易醒，经常凌晨3点醒后就无法再入睡了，白天精神状态很不好。5年前，老王又多了做噩梦的现象，梦的内容往往可怕且非常形象。老王的爱人反映，他半夜经常大声喊叫、挥舞双手，肢体活动幅度大的时候还会掉下床，为此经常受伤，醒来后对梦境记得很清楚，但对自己大叫乱动的这些行为没有记忆。这让老王和他爱人都感到非常痛苦，不胜其扰，于是决定到精神专科医院进行系统检查。

医生给老王做了多导睡眠监测检查（用于睡眠相关疾病的临床诊断和疗效评价，目前是睡眠医学领域最常用的核心技术），结果显示他符合快速眼动睡眠行为障碍的诊断标准。

这究竟是什么疾病

快速眼动睡眠行为障碍（REM sleep behavior disorder，RBD）是一种异态睡眠，其特征是在快速眼球运动（REM）睡眠期间出现肌张力失弛缓现象（多导睡眠监测中显示在REM期出现肌电活动），并出现梦境演绎行为。

此病多见于50~70岁的中老年人群。主要表现为睡眠中突发的、大幅度的运动行为，如在床上挥动手臂、踢腿、喊叫、坐起，偶可出现磨牙、唱歌等，但很少有下床行为。该现象一般在入睡90分钟后开始出现，发作频率从数周一次到每晚数次不等。被唤醒后，患者可以迅速清醒，并能描述刚刚梦中出现的栩栩如生的梦境内容。

RBD有什么危害

RBD的这些行为可能造成严重后果，甚至对本人或同床睡眠者造成伤害。据统计，快速眼动睡眠行为障碍的临床症状中，伤害性行为占比可高达30%~81%，严重威胁患者健康及生活质量，其中以体表瘀斑、撕裂伤、骨折的发生率最高。另外，有相当比例的RBD患者最终出现神经系统退行性疾病，如阿尔茨海默病、帕金森病等。

RBD应该如何治疗和护理

首先，在药物治疗方面，本病首选褪黑素和小剂量氯硝西泮治疗，一般有明显的治疗效果。

其次，安全的睡眠环境是非药物治疗的重要干预手段。RBD患者居家时需要注意持续创造安全的睡眠环境，卧室内家具要尽量简单，比如床边不放危险物品、床与墙壁留有间隔、与同床人员保持适当间距，必要时增设床挡，降低患者受伤或伤人的风险。另外，要充分了解和重视疾病，足够"上心"。有文献报道，RBD患者就诊前致受伤发生率高的最主要原因就是对RBD的认识不足。

再次，减轻患者的焦虑情绪和心理负担，保持规律的生活习惯也很重要，以免因此加重病情。可让患者采用正念练习中的观呼吸及身体扫描等方法。这些方法简单易行，对场所没有特殊的要求，可以帮助患者放松心情，减轻对症状的关注。坚持"上、下、不、动、静"五字方针来改善睡眠，即按时上床，按时下床，不午睡、不补觉、不赖床，白天做乐眠操等有氧运动1小时，静心练习身体扫描等1小时。

最后，一定要坚持遵医嘱用药，不随意减量、停药。

如果您或您周围的人有类似上面的表现，建议尽快到睡眠专科就诊评估，明确是否存在相关问题，及时进行专业干预。人的一生有三分之一的时间用于睡眠，让我们关注睡眠状况，提高自身整体健康水平。

参考文献

[1] 朱莉莉，付洋洋，陈苏红. 快速眼动睡眠行为障碍的研究进展[J]. 护士进修杂志，2017，34（13）：1191-1194.

董 平　　北京大学第六医院

如何科学规范服用安眠药

多年前老王由于工作压力大等原因，开始间断失眠，表现为睡不着，睡得浅，有一点动静就醒，睡前思虑多等。老王开始自行服用舒乐安定（艾司唑仑）助眠，每晚睡前服用半片，有效，此后断续服用此药。

断续服用8年后，老王感觉舒乐安定疗效下降，遂自行加量至每晚2片，睡眠有改善，但是不服药则入睡困难，且容易心慌、心烦。约3年后老王又感觉疗效下降，自行继续加量，有时夜里醒来也要服用1~2片才能再入睡。

2年后，老王遭遇炒股失利，每晚服6片舒乐安定才能睡着，但也睡不踏实，每晚只能睡2~3小时，有时彻夜难眠。于是，老王又自行将舒乐安定加量至睡前8~9片，夜里只要醒来就再服2~3片，否则就烦躁难安，每晚总共需服舒乐安定15片左右。

老王及家人终于意识到长期这样下去可不行，于是到睡眠科求治。医生诊断为睡眠障碍、药物依赖综合征，并给老王进行了系统的药物脱瘾治疗。

类似以上老王的例子在生活中并不少见。不少人因各种原因出现失眠，服用安眠药助眠，但由于使用不规范，最终不但没有解决睡眠问题，反而逐渐形成了安眠药滥用或依赖。因此，**科学规范使用安眠药十分重要。**

常用的安眠药及其作用特点

临床上常使用的安眠药主要是**苯二氮䓬受体激动剂**，包括苯二氮䓬类药物（包括地西泮、氯硝西泮、阿普唑仑、艾司唑仑、奥沙西泮、劳拉西泮、咪达唑仑、三唑仑等）和**非苯二氮䓬类药物**（包括唑吡坦、佐匹克隆、右佐匹克隆、扎来普隆等）。

苯二氮䓬类药物除了有镇静助眠效应外，还有一定的抗焦虑作用，因而对失眠伴有焦虑的患者效果较好，可以加快入睡速度，延长睡眠时间，减少夜间觉醒次数，但是可能会破坏睡眠结构，比如减少慢波睡眠（深睡眠）。另外，苯二氮䓬类药物的成瘾性高于非苯二氮䓬类药物。

非苯二氮䓬类药物对睡眠结构的破坏较少，安全性更好，但没有抗焦虑作用，且也有成瘾性。

按照半衰期（可以简单理解为药物从体内排出一半剂量的时间）的长短，可分为**短中效苯二氮䓬受体激动剂**（包括咪达唑仑、三唑仑、唑吡坦、佐匹克隆、右佐匹克隆、扎来普隆、阿普唑仑、艾司唑仑、奥沙西泮、劳拉西泮等）和**长效苯二氮䓬受体激动剂**（包括地西泮、氯硝西泮等）。

短中效苯二氮䓬受体激动剂主要以加快入睡速度为主，可在一定程度上减少夜间觉醒次数、延长睡眠时长，主要用于入睡困难的患者。长效苯二氮䓬受体激动剂除加快入睡速度外，还可明显延长睡眠时长，主要用于睡眠时长短的患者，但是可能存在清晨残留效应，导致清晨困倦、头晕、站立不稳等药物不良反应。

安眠药的使用原则

安眠药像一把双刃剑，科学规范使用有助于改善睡眠，但若使用不当，则存在药物依赖等风险。那么，应如何科学规范地使用安眠药呢？

首先，安眠药要在睡眠认知行为疗法及睡眠健康教育的基础上，遵医嘱酌情使用。 也就是说，医生在给予安眠药治疗时，通常会告诉患者一些关于调整失眠的非药物治疗方法，比如规律作息，按时上床睡觉，按时起床，不赖床，白天不补觉，适当增加白天运动量，避免饮用兴奋性饮料，进行放松训练等。在坚持良好睡眠行为习惯的基础上，再考虑使用安眠药。

其次，安眠药的使用要遵循个体化原则。 医生会根据患者失眠的具体特点，比如是以入睡困难为主，还是以早醒为主，是否有夜间容易醒及睡不踏实，是否伴有睡前焦虑等，个体化地选用安眠药。以小剂量起始，再根据患者的睡眠状况逐渐调整剂量，达到有效剂量后不随意调整剂量。

再次，按需、间断服用安眠药。 尽可能不每晚服用，而是每周服药3～5天。需长期药物治疗的患者可按需服药，比如预期有入睡困难时在睡前服用，上床后半小时仍无法入睡时服用，次日有重要工作或事情时睡前服用等。不建议半夜醒来后补服安眠药。具体服用频次应遵照医生的指示。

最后，**应根据患者具体情况评估维持治疗的时间。**连续服用安眠药一般不超过4周，超过4周时需要每个月定期评估，必要时更改治疗方案，比如更改为间歇治疗，或替换为成瘾性低或无成瘾性的其他药物治疗。

使用安眠药的注意事项

第一，**安眠药不宜长期服用。**常用的安眠药几乎都具有潜在的成瘾风险，即使是成瘾性较小的非苯二氮䓬类安眠药，如唑吡坦、佐匹克隆、右佐匹克隆，形成药物依赖的例子也不少见。因此，服用安眠药1个月以上时，需要及时到医院评估用药风险，严格按照医嘱服药，尤其应注意不能自行加药。

第二，**长期服用安眠药后，不宜突然停药。**一般而言，安眠药服用4周以上、睡眠改善后，可遵医嘱逐渐减少剂量。需要避免突然停药而出现撤药反应，如症状反弹、烦躁不安，以及出现心慌、胸闷、手抖等躯体不适。

第三，**饮酒后不可再服用安眠药。**部分患者长期饱受失眠之苦，可能会试图通过饮酒助眠，同时酒后服用安眠药增强助眠疗效，这是非常不可取的。酒精进入大脑后会作用于苯二氮䓬受体，与安眠药协同作用，抑制大脑呼吸中枢，存在极高的安全风险。另外，酒精虽然在短时间内可表现出镇静助眠的效应，但是长期来看，会破坏睡眠的结构及情绪稳定性，也存在成瘾风险。因而，**饮酒助眠不可取。**

第四，**某些特殊人群应尽量避免使用安眠药。**例如儿童、孕妇、哺乳期妇女，以及患有重度睡眠呼吸暂停低通气综合征（主要表现为严重打呼噜）、重度肌无力以及有肝肾功能损害的患者，一般不宜服用安眠药。

安眠药既不是洪水猛兽，一用就上瘾或一用就变傻，也不是乖巧小白兔，随便怎么用都很安全。读者朋友们了解了上述安眠药的使用原则和用药注意事项后,虽然心里有底了,但也务必不要自己给自己开药。只有遵照专业医生的指导服药,才既有效又安全。

参考文献

[1] 中国睡眠研究会. 中国失眠症诊断和治疗指南[J]. 中华医学杂志, 2017, 97 (24): 1844–1856.

[2] Riemann D, Nissen C, Palagini L, et al. The neurobiology, investigation, and treatment of chronic insomnia[J]. Lancet Neurol, 2015, 14(5): 547–558. DOI:10.1016/S1474-4422(15)00021-6. Epub 2015 Apr 12. PMID: 25895933.

[3] Lader M. Benzodiazepine harm: how can it be reduced [J]? Br J Clin Pharmacol, 2014, 77(2): 295–301. DOI:10.1111/j.1365-2125.2012.04418.x.PMID: 22882333; PMCID: PMC4014015.

邵 岩　　北京大学第六医院

关于褪黑素,你要知道这些

随着睡眠医学发展和科普知识宣传,人们日益关注睡眠健康,甚至短暂失眠也令部分人忧心忡忡。为了省去在医院挂号看病的复杂手续,以及担心安眠药成瘾的危害,很多人索性去药店购买保健品吃,其中褪黑素是大众心目中调节睡眠的理想选择之一。

然而,褪黑素真有那么神奇吗?到底该如何使用?带着这些疑问,我们共同学习一下吧!

褪黑素是什么

褪黑素是由脑松果体分泌的一种激素。由于它能使一种产生黑色素的细胞发亮,故名褪黑素,又被称为松果体素、褪黑激素、褪黑色素。有一点必须辟谣:**褪黑素和美白并没有直接关联,褪黑素不褪黑!它的主要功能是诱导睡眠,提醒人们该睡觉了。**

在不同国家和地区，褪黑素的使用标准不同。美国食品药品监督管理局批准褪黑素作为膳食补充剂；加拿大允许将褪黑素作为天然健康产品的原料使用（成人推荐用量为每日0.5~10mg）；欧洲药品管理局已批准将每日2mg的褪黑素缓释剂用于55岁以上原发性失眠患者的短期治疗；澳大利亚允许将褪黑素作为药物使用；我国允许将褪黑素作为保健食品（可调节身体机能，但不能防治疾病）原料使用，推荐用量为每日1~3mg。

褪黑素的分泌特点

褪黑素发挥睡眠起始信号的作用与其分泌的**昼夜节律性有关**。夜间褪黑素浓度比白天高出3~10倍。褪黑素通常在晚上9:00—10:00开始分泌，凌晨2:00—4:00达到峰值，早上7:00—9:00逐渐减少。

褪黑素分泌量与年龄有关，不同年龄段个体血液中褪黑素的浓度变化显著。不足3个月的婴儿褪黑素分泌量非常少，3~6个月时分泌量开始上升并呈现昼夜变化，3~5岁时分泌量最大，6~8岁时降至最大量的70%，12岁时降到成人水平。35岁以后褪黑素分泌量明显下降，平均每10年降低10%~15%。70岁以后大多数人褪黑素分泌的昼夜节律性几乎消失。

人体褪黑素合成存在季节变化，冬季褪黑素水平比夏季高。此外，褪黑素分泌受光照度、光波长、电磁场、环境净化度等多种因素影响，甚至饥饿、剧烈运动也能影响褪黑素的分泌。

补充褪黑素的功用

基于上述特点，褪黑素主要适用于两类人群。一类是跨国旅行或轮班工作需要缓解时差反应、调节昼夜节律的人，另一类是内源性褪黑素分泌不足、难以维持正常睡眠周期的老年人。

短期补充小剂量褪黑素有助于改善睡眠质量，缩短入睡时间，减少入睡后觉醒次数和觉醒时间，延长深睡眠时间和总睡眠时间，提高晨间警觉性。

除此之外，褪黑素还具备多种生理功能，例如抗氧化、抗炎症、增强免疫力、抗癌、保护心血管、抗糖尿病、抗肥胖以及保护神经等。

褪黑素的使用方法

美国学者Brown等在《褪黑素对调整时差的实用性》一文中，给出了详细具体的使用方法建议。

跨时区旅行者

合理使用褪黑素既能缓解时差反应，又能起到同步睡眠节律的作用。总体而言，向西飞行使用褪黑素的效果不如向东飞行。

1. 向东飞行9小时以内：建议出发前3天确保充足的睡眠，就寝和起床时间均提前1～2小时，早晨连续或间歇暴露在明亮室外光线下3小时左右，睡前30分钟服用5mg褪黑素。出发当日18点服用5mg褪黑素。抵达目的地后，每天晨起户外活动30分钟，睡前30分钟服用5mg褪黑素，直至适应。

2. 向西飞行9小时以内：建议出发前3天确保充足的睡眠，就寝和起床时间均推迟1～2小时，19点左右暴露在明亮光线下30～60分钟，晨起服用1mg（不会导致困倦的剂量）褪黑素。出发当日晨起服用1mg褪黑素。抵达目的地后，19点左右暴露在明亮光线下30～60分钟，等到平时睡觉的时间再休息，晨起服用1mg褪黑素。

3. 向东或者向西飞行10～14小时：建议出发前3天确保充足的睡眠，晚睡1～2小时，19点左右暴露在明亮光线下30～60分钟，晨起服用1mg褪黑素。出发当日晨起服用1mg褪黑素。抵达目的地后，分别在8:00—11:00和13:00—16:00户外活动30分钟，睡前30分钟服用5mg褪黑素。

内源性褪黑素分泌不足、难以维持正常睡眠周期的老年人

建议每天服用0.3~0.5mg速释剂型或者2mg缓释剂型的褪黑素，睡前1~2小时服用，直至睡眠满意。建议每一次开始使用褪黑素都从最低用量开始，让身体逐渐适应。

褪黑素使用的注意事项

若自身褪黑素分泌正常却额外补充褪黑素药品或保健品，可能引起头晕、头痛、恶心、嗜睡、月经紊乱、不孕不育、男性性欲减低等。

癫痫、凝血障碍、器官移植、抑郁症、有心脑血管疾病且长期服用阿司匹林的患者，不建议服用褪黑素。

自身免疫性疾病（类风湿关节炎等）患者、孕妇、肝肾功能不全者慎用。

褪黑素的饮食来源

除了购买保健品，食疗也能补充褪黑素。以下食品都是天然褪黑素来源。

1. 动物食品：蛋类和鱼类中的褪黑素较肉类更多。人和动物的乳汁含有褪黑素并且分泌量呈现昼夜节律特征。人工配方和发酵乳中均未检测到褪黑素。
2. 植物食品：很多食物中都含有褪黑素，具体如下。
   谷物：玉米、小麦、大麦、燕麦、水稻中含有褪黑素，不同品种之间含量差异巨大。有色大米的褪黑素含量较高，非黏性黑米的褪黑素含量几乎是黏性黑米的2倍，精米的褪黑素含量比全米少1/3。
   水果：葡萄、樱桃、草莓。

> 蔬菜：西红柿、胡椒、蘑菇。
>
> 豆类和种子（生的、发芽的）：芥菜籽。
>
> 坚果：开心果。
>
> 果汁和饮料：啤酒、葡萄酒、咖啡、可可、香醋。
>
> 药材：黄芩。
>
> 食用油：精制亚麻籽油、初榨大豆油、精制橄榄油和葵花籽油。
>
> 酵母。

我们学习了褪黑素的特点和功能，了解了使用保健品类褪黑素的原则，知道了如何食补褪黑素。然而，改善睡眠更安全、更好的方法是在日常生活中建立良好的睡眠习惯。例如，睡觉前1小时避免使用电子产品，避免电磁场干扰（关闭电源、路由器等），睡觉时使用遮光窗帘和低功率的黄色、橙色或红色灯泡，平时佩戴防蓝光眼镜，白天吸收充足的阳光等，从而促进内源性褪黑素的生成，获得优质睡眠。

参考文献

[1] Brzezinski A. Melatonin in humans [J]. N Engl J Med, 1997, 336(3): 186–195. DOI: 10.1056/NEJM199701163360306. PMID: 8988899.

[2] Karasek M, Winczyk K. Melatonin in humans [J]. J Physiol Pharmacol, 2006, 57 Suppl 5: 19–39. PMID: 17218758.

[3] Carpentieri A, Díaz de Barboza G, Areco V, et al. New perspectives in melatonin uses [J]. Pharmacol Res, 2012, 65(4): 437–444. DOI:10.1016/j.phrs.2012.01.003. Epub 2012 Jan 30. PMID: 22311380.

[4] Brown G M, Pandi-Perumal S R, Trakht I, et al. Melatonin and its relevance to jet lag [J]. Travel Med Infect Dis, 2009, 7(2): 69–81. DOI:10.1016/j.tmaid.2008.09.004. Epub 2008 Oct 31. PMID: 19237140.

[5] Abad V C, Guilleminault C. Insomnia in elderly patients: recommendations for pharmacological management [J]. Drugs Aging, 2018, 35(9): 791–817. DOI:10.1007/s40266-018-0569-8. PMID: 30058034.

[6] Meng X, Li Y, Li S, et al. Dietary sources and bioactivities of melatonin[J]. Nutrients, 2017, 9(4): 367. DOI:10.3390/nu9040367. PMID: 28387721; PMCID: PMC5409706.

第二章

焦虑障碍
（焦虑症）

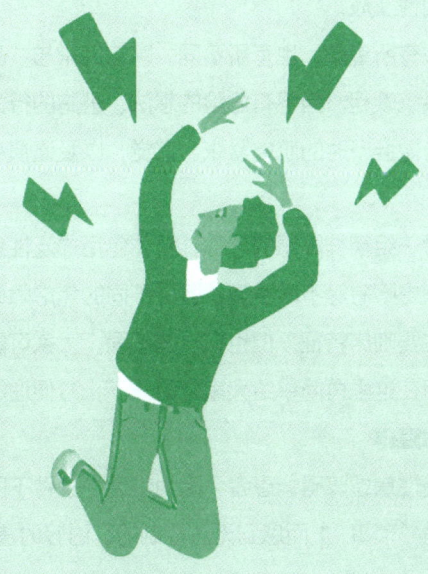

焦虑障碍，你需要知道的六件事

姜思思　北京大学第六医院

2019年发表的中国全国性精神障碍流行病学调查显示：我国成人各类精神障碍中，焦虑障碍患病率最高，终生患病率为7.57%。

对于国人患病率最高的精神障碍，您了解焦虑障碍吗？今天我们就带大家一起了解焦虑障碍。

什么是焦虑障碍

焦虑障碍包括那些以过度**害怕**和**焦虑**，以及相关行为紊乱为特征的精神障碍。**害怕**是对当下真实的或者迫在眉睫的威胁的反应，**焦虑**是对未来威胁的预期性反应。

害怕与焦虑有所重叠，也有所不同。害怕经常与"战斗或逃跑"相关的自主神经系统唤起、当下有危险的想法、逃跑的行为有关；而焦虑常与为未来威胁做准备时的肌肉紧张、警觉，以及谨慎小心和回避的行为有关。

焦虑障碍是**一组**精神障碍的总称，具体包括广泛性焦虑障碍、惊恐障碍、恐怖性焦虑障碍等不同类型。各种不同的焦虑障碍，都以过度的害怕和焦虑为主要临床特征，但也有一些不同。大家可能曾听说过这些诊断名词，我们在这里再简单给大家介绍一下，方便理解。

广泛性焦虑障碍

这是一种慢性焦虑障碍。患者会因为生活中各种不同的原因（很多在别人看来都是"琐事"）而感到无法控制的、时轻时重的担忧。

惊恐障碍

这是一种急性焦虑障碍，以惊恐发作为主要特点。惊恐发作是指突然发作的、不可预测的、强烈的惊恐体验。患者常常伴有濒死感（感到自己要死了）或失控感（感到自己要疯了），发作时还常常伴有强烈的心脏和神经系统症状，比如心慌、大汗、呼吸困难等。

恐怖性焦虑障碍

焦虑指向明确的客观对象或特定情境，比如社交恐怖障碍（在社交场景中感到恐怖）、广场恐怖症（在难以逃离或难以获得帮助的情境中感到恐惧）、特定恐怖障碍（比如"晕血""恐高"等）。

容易焦虑就是病吗

通常，焦虑有两种形式：**正常焦虑和病理性焦虑。**

正常焦虑是生活中的重要工具，可以帮助你将注意力集中在现实的问题上，并采用清晰、具体的行为来解决问题。

病理性焦虑，临床又称焦虑症状，指持续的紧张不安，无充分现实依据但感到即将要遇到威胁或大难临头（灾难化），常伴有明显的躯体焦虑症状（心慌、出汗、胸闷、肌肉紧张等）。

 只有以病理性焦虑为主要表现的才是焦虑障碍，又称焦虑症。

你的焦虑是正常的吗

当你感到焦虑的时候，可以拿出笔记本，详细记下你的焦虑。比如，你可以写"明天考试会挂科"，然后问自己以下几个问题：

- 这个焦虑/担心是现实的吗？
- 这个问题可以解决吗？
- 这个焦虑激励我采取行动吗？
- 有可行的解决方案了吗？
- 我行动了吗？

如果这些问题的答案全是否定的，那么你的焦虑可能就是病理性焦虑，让你产生了没有必要的紧张、焦虑和压力。

哪些表现可能是焦虑障碍

焦虑的表现多种多样，包括多种精神心理症状以及躯体症状。

举例来说，焦虑的表现包括但不限于以下几个方面：

1. 唤起方面：过分警觉，精神紧张不安，惊跳反应增强。
2. 情绪症状：恐惧、忧虑。
3. 思维症状：非现实性地评估自身或他人所遇危险。
4. 行为表现：目的行为受限，运动性不安（无目的小动作），回避可能增强不安全感的处境。
5. 躯体症状：①过度换气，可表现为昏厥、感觉异常、手足搐搦；②肌紧张，可表现为疲劳、疼痛、僵硬、颤抖；③自主神经活动增强，可表现为心动过速、脸上发红发白、口干、腹泻、出汗、尿频；④其他躯体症状，如胸骨压榨感等。
6. 其他相关症状：人格解体（感觉自己不真实，或感到周围环境不真实），继发情绪低落等。

焦虑障碍如何治疗

焦虑障碍的治疗包括药物治疗及心理治疗。

药物治疗

包括具有抗焦虑作用的抗抑郁药、苯二氮䓬类抗焦虑药、5-羟色胺1A受体部分激动剂等。其中抗抑郁药常用于焦虑障碍的长期治疗；苯二氮䓬类抗焦虑药起效快，常用于急性期，但因有潜在的成瘾性，不建议长期使用。

心理治疗

包括自助的心理治疗、个体治疗或可用于治疗焦虑障碍的团体心理治疗。

认知行为疗法（CBT）能够帮助患者了解自己的问题、想法、感受和行为，以及这四者之间的关系，并帮助调整焦虑相关的负性思维和回避行为。

放松疗法让患者学习肌肉放松技术，可在感到焦虑紧张时应用。

正念认知疗法（MBCT）将认知理论与正念技术相结合，提高患者应对不良情绪的能力和技巧，达到改善焦虑症状和预防复发的效果。

药物治疗和心理治疗该如何选择

通常认为，药物治疗起效更快，在急性期效果更确切，可得性更好，消耗时间和精力也更少。而心理治疗作用更持久，但可得性不如药物，需要耗费更多的时间和精力。

如果条件允许，建议药物治疗联合心理治疗，疗效优于单用药物或单用心理治疗。

焦虑障碍需要治疗多久

焦虑障碍的全程治疗分为急性期治疗、巩固期治疗和维持期治疗。

急性期治疗控制症状，尽量达到临床痊愈；症状得到控制后仍需要进行巩固期治疗和维持期治疗，避免复发。减药时需缓慢减药直至终止治疗，过程中应密切监测复发的早期征象，一旦发现复发征象，则迅速恢复原治疗。

需要注意的是，根据中国《焦虑障碍防治指南》，**不同类型的焦虑障碍所推荐的治疗时间有所不同**，具体治疗时间需要咨询专业的医生。

通过今天的介绍,相信您对焦虑障碍已经有了初步的了解。记住,**有焦虑情绪不等于有焦虑障碍!** 规律作息、保证充足睡眠、适量运动、及时倾诉与求助等方式,都可以帮助缓解焦虑情绪。但如果焦虑已经影响日常生活和工作,自我调节仍没有帮助,一定要到专业医疗机构就诊,寻求专业帮助。

走近焦虑障碍
——广泛性焦虑障碍和惊恐障碍

李 茜　北京大学第六医院

在中国,成人焦虑障碍的终生患病率高达7.57%,是各类精神障碍中最高的。但现实中焦虑障碍的识别率和治疗率并不理想,很多患者饱受数年痛苦后才走进精神科诊室。因此,我们有必要提高对焦虑障碍的认识。如果您看过前文题为"焦虑障碍,你需要知道的6件事"的科普文章,那您已对焦虑障碍有了初步认识。

今天,我们再来详细介绍一下焦虑障碍中两个有代表性的疾病——**广泛性焦虑障碍和惊恐障碍。**

 焦虑和恐惧是很常见的情绪。

焦虑是对未来威胁的预期性反应,可以表现为紧张、担心、着急等,例如想到几天后的考试非常紧张,听说小区发现了新冠肺炎病例十分担忧。而**恐惧**是对迫在眉睫的威胁产生的反应,是一种更剧烈的焦虑,例如被迎面而来的大卡车吓到而大喊。

适度的焦虑和恐惧都有一定的积极意义,可以激发人们内在的动力,去做更好的准备以改善处境或躲避危险。比如对新冠肺炎病毒的担忧会让我们加强防护、减少不必要的出行，对车祸的恐惧会让我们更好地遵守交通规则。

但如果过度焦虑或恐惧，与相应的压力或威胁不成比例，甚至脱离相应的处境后仍持续存在，成为持久的情绪状态，那么就成病理性的反应了，比如广泛性焦虑障碍和惊恐障碍。下面我们重点说说它们的临床表现。

广泛性焦虑障碍

广泛性焦虑障碍也称"慢性焦虑"，其核心特征是显著/过度的焦虑，并且是泛化且持久的。

显著

显著指焦虑往往脱离相应的情景，或者程度上明显与相应的压力、威胁不成比例，是一种不必要的、过度的焦虑。比如一位妈妈看到孩子磕破一点皮，就开始担心孩子会患破伤风而危及生命，忧虑不已。

泛化

泛化指焦虑往往不限于某种特定的情景，通常涉及日常生活的方方面面，以身体健康、安全、财务状况、工作等最为常见，可以是生活中非常小的事，而有时患者的焦虑甚至没有明确的焦虑对象或者缺乏相应的外部环境（即"自由浮动"）。

持久

持久意味着焦虑是长期存在的。患者会伴随有身体上的反应，比如坐立不安、颤抖、头疼、心慌、出汗、口干、胃肠道反应等。因此，现实中相当一部分患者因为躯体症状最先到综合医院而非精神科就诊，而且往往经过全面检查也未发现可解释身体不适的明确病因。

案例 李某，30岁，家庭主妇。自从2年前父亲意外去世，患者就开始担心亲人得重病或者出意外，尤其担心独居的母亲。她每天都要给母亲打几个电话过去，遇上母亲没接到电话就格外紧张，不停地联想各种糟糕的情景，什么都不能做，直到再联系上母亲才能松口气。

平日里大事小情都让患者担忧。孩子在外玩耍时担心其遇到意外，丈夫回家晚点就担心出事了，去超市排队结账时会莫名紧张甚至手抖。她自己也感到苦恼："真不知道结个账有啥紧张的！"即便没事在家待着，她也总是心烦意乱、坐立不安。

患者不能静心做事，衣服叠了一会儿就开始心急，把衣服乱糟糟地一把扔进衣柜；对家人也没耐心，会冲2岁孩子发脾气，事后又极度后悔。后来因为反复出现一阵阵的心慌而多次去医院检查心脏，但也未发现异常。患者日常爱出汗，着急的时候更是大汗淋漓，长期头疼、肩背痛，经常失眠，一到晚上就发愁睡觉的事，但越愁越睡不着。

这是比较常见的广泛性焦虑障碍患者，李某的各种担心、出汗、头疼、失眠等都是该病常见的表现。

惊恐障碍

惊恐障碍也称"急性焦虑"，是一种急性的严重焦虑（惊恐）的反复发作。患者往往体验到突然出现的高度恐惧（往往在几分钟内达到顶峰），可伴有心悸、呼吸困难、大汗、头晕、全身发麻等身体症状（自主神经症状），继而出现濒死感或死亡恐惧，或者感到自己就要失控、害怕发疯。有的患者会感觉这个世界突然变得不真实了，或者自己变得不真实。

一次发作一般持续数分钟，也可能更久。发作后的疲乏感可能会持续1~2天。

因为发作时有剧烈的躯体不适,多数患者会误认为自己患有躯体疾病而打急救电话求助。然而经过检查,往往得到"没有躯体疾病"的结论。一般患者的发作缺乏明确的触发因素,发作不局限于特定的情景,但个别患者也可能会有一定的触发情景。

患者往往对再次发作感到担忧,并且可能会回避一些场合,比如既往有过惊恐发作的场合、一些无法及时获得医疗救助的场合,或者为了避免独处而变得依赖他人。

案例 王某,23岁,大学生。某次在商场等待就餐时突然感到呼吸困难、心跳变快,很快就感觉"完全喘不上气了""就要死了""想大喊又喊不出来",极为惊恐,脸色苍白,一身大汗。友人打了"120"急救电话,送至附近医院急诊。候诊中,患者的不适和恐惧慢慢退去,但感到身体非常疲惫。急诊检查心电图、心肌酶等均未发现异常。

之后两周又在课堂及宿舍中各发作一次,表现类似,但患者发作持续时间越来越长。发作间期患者没有不适,但总担心再次发作,因担心发作时得不到救治而不敢独处。

 王某惊恐障碍的表现非常典型,可以帮我们更好地认识这个疾病。

通过今天的介绍,相信您对广泛性焦虑障碍和惊恐障碍有了更多的认识。但请记住焦虑障碍并不可怕,即使患病,也可以通过药物治疗或心理治疗等方法积极应对。如果您或亲友出现了与上述类似的表现,经过自己积极调整仍无法缓解,请一定及时到精神心理门诊寻求专业帮助!

脱口秀大王的炸场，是社恐痛苦的过往

邱宇甲　　北京大学第六医院

在一档综艺节目中，脱口秀演员的《社恐之歌》唱出了很多人的心声：

他下班站了半个小时等他的车来，淋着雨一动不动，原地等待。
终于踏上车离开便利店的门外，你才敢从便利店里面出来……
昨天上班他走入你那部电梯，你赶紧掏出没有信号的手机……
有时候你上完厕所正准备离开，他突然打着电话走了进来，
40分钟之后终于听到他说拜拜，你想站起来却站不起来……

精神科大夫听了有感而发［请自带"B-Box"（节奏口技）］：

一个社恐的自白

参加聚会聊了十句，就只能各看各手机。
朋友圈只点赞跟帖，"好友"从不主动联系。
虚拟世界营造安全，让人踏实宅家吃鸡。
腹泻腹痛寝食难安，只因明日汇报业绩。
从不知道这是疾病，以为自己生性孤僻。
自轻自贱自怨自艾，自我评价一路走低。
家人催学催工催婚，以为你是刻意逃避。
而你只能闷在心里，有口难开不断叹气。

看到这儿，读者以为我是来"freestyle"（即兴说唱）的，其实我还是一个精神科医生，那么就让我来讲讲在门诊遇到的社交焦虑障碍的真

实病例。

D先生在一线城市的科研院所做部门负责人，事业蒸蒸日上，但也压力渐增。生活中孩子的教育、老人的健康问题也都需要他亲力亲为。他读了某年刷屏一时的《流感下的北京中年》，感觉就像是自己生活的真实写照。渐渐地，不论是开会发言，还是指导工作，以前表达自如的他都会脑中突然空白、心跳加快，不知不觉衬衫就湿透了，面对再冷的空调都觉得冷气不够。此后，D先生开始回避一些见领导、汇报工作等社交场合，找各种理由推脱，逐渐难以胜任很多重要工作。但在社交场合以外，D先生都会比较轻松、表现如常。

D先生虽然起病较晚，但结合他局限在社交场合中的恐惧、焦虑和回避行为，以及病情持续时间，最后医生给他诊断了"社交恐怖症（社交焦虑障碍）"。

针对D先生的情况，可以通过以下方式进行调整。

第一，**保证充足的睡眠和规律的饮食，进行适量的有氧运动**。

第二，**写日记记录每天的情绪、压力、感受**。

第三，**尝试服用一种抗抑郁药改善社交恐怖症状**。

第四，**尝试心理治疗或心理咨询**。

第五，**改变态度，学会接纳**。不管是做出卓越的成绩还是遭遇挫败，抑或是多数时间里表现平平，统统抛开评价，全部接纳，这些都是我们人生路上弥足珍贵的一段体验。人的焦虑源于对自己行为结果的预期评判，或对未知的不确定感。我们可以跳出这个思维重新看自己，跳出这个时间或空间看自己，可能会看到人类的渺小及我们自身的局限性，会更容易接受一个变化的世界和成长的自己。

第六，**坚持放松训练**。每天工作之余找一个安静、可以独处的地方，做一段放松训练。具体步骤可以参考"**北京大学第六医院**"微信公众号发布的《山的冥想》《水的冥想》《日光柱》《安全岛》等。

经过两个月的治疗，D先生的症状明显减轻，逐渐回归了正常生活和工作。他认为这次生病让他有了一个难得的机会，可以重新思考人生，重新规划生活并再度起航。他也有了很多感悟，并将这次经历视为中年路上一段迟到的成长。

相信您看了D先生的经历也感慨良多。最后再用一段"freestyle"总结该案例并结束本文（辛苦继续自带"B-Box"，效果更佳）。

社恐无惧秘籍

读罢患者治疗经历，没有那么可怕悬疑。

你我他都有此概率，全球13%有这问题。

它有时会单独出现，或邀其他疾病一起。

抑郁焦虑双相障碍，有时还有烟酒毒品。

鼓足勇气寻求治疗，慢慢变得松一口气。

谈笑交友汇报演出，不用整日紧张兮兮。

客观看待他人评价，不再过分自我压抑。

疾病不要道德评判，对策包括药物心理。

平时重视关爱自己，不用非等患上重疾。

自我觉察放在第一，倾听倾诉求助就医。

正念呼吸以及CBT，我们会有很多武器。

明月也有阴晴圆缺，世界同样符合规律。

低谷走出回首过去，其实就像人生游戏。

人人都来提高意识，社会和谐心情美丽。

参考文献

[1] Leichsenring F, Leweke F. Social Anxiety Disorder[J]. N Engl J Med, 2017, 376(23): 2255-2264. DOI:10.1056/NEJMcp1614701. PMID: 28591542.

[2] Stein D J, Lim C C W, Roest AM, et al. The cross-national epidemiology of social anxiety disorder: data from the World Mental Health Survey Initiative[J]. BMC Med, 2017, 15(1): 143. DOI:10.1186/s12916-017-0889-2. PMID: 28756776; PMCID: PMC5535284.

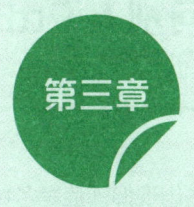

第三章

抑郁障碍
（抑郁症）

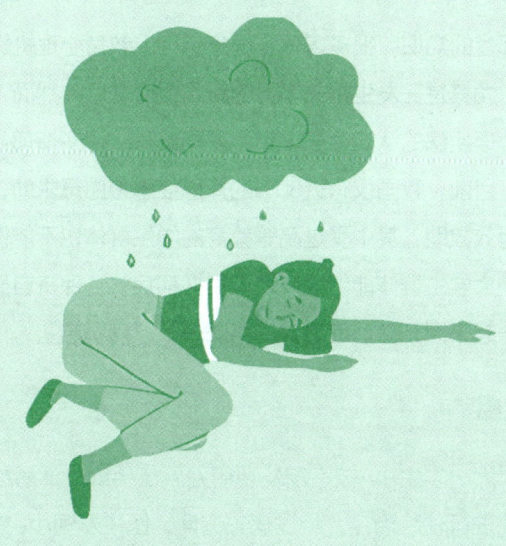

得了抑郁症该向别人说出来吗
——浅谈抑郁症的病耻感

胡思帆　北京大学第六医院

近年来，仿佛名校学生出现抑郁症等各种精神心理问题变成了一个社会话题，其实抑郁大学生只是庞大抑郁症群体中的一角。

抑郁症是一个重大的公共卫生问题，目前全球共有约3.5亿人被这种疾病所困扰。

作为集家庭、学校、社会期望于一身的象牙塔里的天之骄子，他们同时也承受了更大的心理压力。这些学生出现抑郁症后，会影响学业、深造、择业等很多现实的问题，从而给自己、家庭、朋友都带来巨大的心理负担。

关于抑郁症的知识，很多媒体、医疗机构、教育心理机构都有铺天盖地的宣传，尤其是在发生相关事件的新闻报道之后。然而，由于社会公众对精神心理疾病的认知存在一定偏差和误解，很多抑郁症患者有很深的病耻感。目前，我国仅有近30%的抑郁症患者愿意求助，另外70%都没有得到有效救助，其中受过高等教育的学生群体也不能例外。

为了帮助大学生群体能够更好地识别抑郁症状，保持自身的心理健康，让我们一起来挪开抑郁症治疗的路障——"病耻感"。

什么是病耻感

案例　大一学生小A被室友发现用刀割伤手腕，然后被学校送到医院进行住院治疗。经过病史询问，医生发现小A在高三时就被诊断了"抑郁症"，经过服药治疗后病情稳定，并通过高考进入了理想的学校。但她担心自己吃药被同学看到，就自行停药了。小A父母也知道她停药，并且支持她的决定。结果停药

> 2个月后，小A的病情就反复了，但她担心去医院被别人看到，因而没有及时就诊。

造成小A这种境况的原因并非单纯的抑郁症问题。更重要的是，抑郁症患者会因病耻感而感到自卑，**觉得自己生病是一种"耻辱"，是对外界无法言说的**，因而不愿去医院就诊。患者不愿与人过多地交流，严重影响其自身的生活质量，家属也因家中有精神病人的"污名"而深受牵连。

病耻感（stigma）是因患病而产生的一种心理应激反应，是内心的一种耻辱体验，包括患者对自身所处疾病状态存在的耻辱感以及来自公众的对患者持有的歧视和偏见。这一概念最早由Goffman在1963年提出，现已广泛用于各个医学领域。

精神疾病往往会给患者带来社会偏见、歧视、排斥，并造成社会地位的丧失，给患者融入社会或康复治疗造成巨大阻碍，在一定程度上影响了患者的生活质量和康复。

病耻感的危害有哪些

1. 影响就业：病耻感是阻碍一些大学毕业生就业的重要因素。雇主可能认为抑郁症患者的工作能力和表现是有限的，并可能对其他员工、顾客或他们自己产生威胁，从而拒绝录用患有相关疾病的大学生。而抑郁症患者本人也会因为患病而怀疑自己的工作能力，在职场上表现出退缩和恐惧。

2. 影响求医行为：一项研究发现，30%～40%的医学生表示，如果自己得了抑郁症，将不愿去寻求帮助，因为求助会让他们感到自卑。抑郁症导致的耻辱体验会让患者产生社会退缩、隐瞒疾病、自行停药、拒绝就医等消极行为，如同小A同学一样。

3. 可能增加自杀的风险：研究发现女性抑郁症的确诊率远远高于

男性，而男性抑郁症患者的自杀率是女性的3倍。男性抑郁症的低诊断率和高自杀率可能与病耻感有关，对疾病的耻辱感使得男性患者不愿暴露自己的抑郁症状和自杀想法。

应对病耻感的方法有哪些

面对疾病，抑郁症患者及其家属需真诚接纳和合理求助

当一个人处在抑郁状态时，往往就会有人际交往退缩的表现，如果同时存在病耻感，加之部分家属会拒绝患者去精神科就诊，这些均会阻碍患者的就医行为，降低患者治疗依从性，从而严重影响患者的康复。如同大学生小A一样，她明明知道自己的病情，但仍不去就诊，最终差点酿成悲剧。因此，抑郁症可能并不可怕，可怕的是病耻感和自我污名化。

为了改善这种情况，应对患者和家属提出以下建议：首先，**建议抑郁症患者及其家属可以在适度安全的范围里告知一些朋友或者亲人目前的情况，表达一些内心的真实感受。** 其次，**鼓励抑郁症患者积极在专业医院求治，了解疾病相关知识和药物知识，积极配合治疗。** 最后，没有人是一座孤岛，社会支持是患者获得幸福感的重要因素。因此，**应督促抑郁症患者在恢复后维持正常的工作和学习，** 回到社会的环境中，在劳动实践与社交活动中获得成就感，在与人交往中吸取他人对待病情的经验，增强应对能力，提高对生活的兴趣和信心。

医生需关注病耻感，给予适当干预

临床诊疗中，专业人员要加强疾病的健康宣教，提高对患者病耻感的识别。一旦发现，需及时帮助患者意识到自己的不合理信念，提高疾病管理技能，增强自信心，学会肯定自我价值，减少病耻感。

媒体需加强对公众的科普宣教

媒体需加强精神疾病的科普宣教，鼓励公众人物为抑郁症患者发声，帮助公众深入了解抑郁症是一种可防可治的疾病，减少人们对抑郁

症的污名化。同时，帮助社会理解抑郁症患者，积极为患者营造一种社会接纳的氛围，进而消除患者的社会歧视感。

精神心理疾病往往比躯体疾病更让人痛苦，患者本人又常常出于各种原因而难以将这种心理痛苦表露在外，加上精神疾病的治疗周期大多比较长，使得这种痛苦更为持续地存在。因此，特别需要提高全社会对抑郁症的理解，促进患者的求医行为，给予抑郁症人群更多的关爱和接纳。

最后，将电影《丈夫得了抑郁症》中的一段台词送给大家，希望大家都能享受生活本身，避免小A的境遇："无论任何人，在任何时候都是能以最真实的生存着的自己而感到自豪和骄傲的，无论是因病痛而苦闷的人，还是在周围支持他们的人。他们的生活姿态本身，就应当是一件十分值得骄傲的事。"

参考文献

[1] Amarasuriya S D, Jorm A F, Reavley N J, et al. Stigmatising attitudes of undergraduates towards their peers with depression: a cross-sectional study in Sri Lanka[J]. BMC Psychiatry, 2015, 15: 129. DOI:10.1186/s12888-015-0523-9. PMID: 26087847; PMCID: PMC4472246.

[2] Borecki L, Gozdzik-Zelazny A, Pokorski M. Personality and perception of stigma in psychiatric patients with depressive disorders[J]. Eur J Med Res, 2010, 15(Suppl 2): 10-16. DOI:10.1186/2047-783x-15-s2-10. PMID: 21147613; PMCID: PMC4360260.

[3] Brouwers E P M, Mathijssen J, Van Bortel T, et al. Discrimination in the workplace, reported by people with major depressive disorder: a cross-sectional study in 35 countries[J]. BMJ Open, 2016, 6(2): e009961. DOI:10.1136/bmjopen-2015-009961. PMID: 26908523; PMCID: PMC4769412.

[4] Campo-Arias A, Herazo E. El complejo estigma-discriminación asociado a trastorno mental como factor de riesgo de suicidio [The Stigma-discrimination Complex Associated With Mental Disorder as a Risk Factor for Suicide][J]. Rev Colomb Psiquiatr, 2015, 44(4): 243-250. DOI:10.1016/j.rcp.2015.04.003. Epub 2015 May 30. PMID: 26578476.

[5] Pyne J M, Kuc E J, Schroeder P J, et al. Relationship between perceived stigma and depression severity[J]. J Nerv Ment Dis, 2004, 192(4): 278-283. DOI:10.1097/01.nmd.0000120886.39886.a3. PMID: 15060401.

[6] Seeman N, Tang S, Brown A D, et al. World survey of mental illness stigma[J]. J Affect Disord, 2016, 190: 115-121. DOI:10.1016/j.jad.2015.10.011. Epub 2015 Oct 22. PMID: 26496017.

这些孩子为什么上不了学
——带你了解儿童抑郁症

司飞飞　北京大学第六医院

暑假终于结束了，父母们日夜期盼的开学季终于来临了。金秋九月本是"神兽归笼"的时节，可是在儿童精神科诊室却时常见到下面的场景，让父母焦急万分、不知所措。

琳琳今年9岁，在诊室伤心哭泣，父母言语间流露出对女儿的失望和不解。因为每次说起上学，琳琳就会避开话题；之前晨起要去学校时，琳琳经常会说肚子疼、哭闹，不得不请假在家休息，明显影响了学习进度。但是，周末或者假期在家时，琳琳虽然不似以前活泼，却从未说过肚子疼，有时还会主动看看书。对此，父母很无奈，无法理解女儿的想法和行为，最大的希望就是女儿早日能去正常上学。

无独有偶，麦麦今年15岁，开学要上初三了，经过半年多的药物和心理治疗，现在情绪挺好，也能吃好睡好了。但她一想到上学的事儿，就很焦虑和烦躁，经常跟父母因此事争执。父母认为好了就要去上学，麦麦反而想休学一段时间。开学前父母带着麦麦又来到了诊室。女儿拒绝上学，不跟母亲说话；母亲恨铁不成钢，急得直哭……

琳琳和麦麦到底是怎么了？为何会反复来精神科就诊？下面我们就来了解一下什么是儿童抑郁症。

儿童抑郁症是一种常见的儿童精神疾病。 2020年中国心理健康蓝皮书《中国国民心理健康发展报告（2019—2020）》中指出，我国受抑郁情绪困扰的青少年占比高达24.6%。

儿童抑郁症不仅发病率高，还存在多种多样的临床表现，给孩子的生活和学习都带来很大影响。典型的临床表现包括以下三方面：

1. 情感方面：患儿表现为情绪低落，体会不到愉快感，悲伤，容易发脾气。对玩不感兴趣，甚至自暴自弃，严重的会出现自残、自杀观念或行为。学龄期的儿童可以用语言描述自己的心情，比如"心情不好""玩什么都没意思"；幼儿或学龄初期的孩子有时很难用语言清楚表达自己的心情，可能会表现为经常哭泣、对刺激反应缓慢、行动缓慢、睡眠差、食欲下降。

2. 行为方面：患儿可以表现出外化性行为问题，如上课多动、注意力不集中、学习成绩下降，变得不听话、反抗、不好管教，在学校不守纪律、跟同伴关系不良，甚至会出现打架、逃学等违纪行为。患儿也可以表现出内化性行为问题，如变得孤独、退缩、不爱说话和社交、不与同伴玩耍等。

3. 躯体方面：年龄越小的患儿躯体症状越多，如睡眠障碍、食欲下降或增加、头痛、头晕、腹痛、胸闷、气促、呼吸困难，有的孩子还会出现尿床。

上文的琳琳和麦麦都是因为深受抑郁症困扰来诊的孩子。家长通常很难接受孩子患上抑郁症。经常会有家长反问："我家孩子没有自杀，这肯定不是抑郁吧？""孩子现在青春期，所以脾气大，怎么会是抑郁症呢？"……

了解了儿童抑郁症的表现，我们就会明白抑郁症的孩子表现真的可以千差万别！像琳琳这样年龄相对较小的孩子，对情绪的表达还不够清晰和准确，会经常表现出肚子疼、头疼、心慌等身体不舒服。也有很多孩子表面上看起来跟平时没什么两样，能正常跟同学交流，也可以坚持上课，但内心却非常痛苦、压抑，最后实在坚持不住了才会选择就诊。也正因为如此，孩子的病情很容易被周围人忽视，从而延误抑郁症的诊断和治疗，给孩子带来更多影响。

都说"少年不识愁滋味"，那么抑郁症为何会找上花季少年呢？难道真的是因为孩子太脆弱、抗压能力太差或者缺乏历练吗？**这是对儿童抑郁症的一大误解！**

> 儿童抑郁症是一种复杂的疾病，其发生与多种因素有关，主要包括遗传因素和环境因素。

研究表明，患有抑郁症的父母，其子女出现抑郁的概率会更高，特别是在儿童期和成年早期。因此，若家族中有抑郁症患者，孩子患抑郁症的概率会更大。

环境因素也会对孩子产生很大的影响，其中家庭环境在抑郁症的起病中起着重要作用。如果孩子缺乏父母关爱，受到父母的言语暴力，或者与兄弟姐妹关系不良等，都可能导致抑郁症发生的概率增加。在快节奏、高压力的社会环境中，孩子也面临着高强度的学习和紧张的人际关系，也更容易出现抑郁症。但儿童抑郁症是在遗传和环境因素的共同作用下发生的，并不是某种独立因素所致。

当发现孩子可能出现抑郁症时，我们可以做些什么

首先，**可以请专业人士为孩子做全面的评估。**专业人士会与孩子及孩子的主要照顾者和关系密切人士面谈，以全面了解孩子的临床症状、家庭结构及功能，有无重要生活事件作为诱因等。

其次，**家长可以尝试改变养育方式，对孩子做到多听、多做、少说。**家长要认识到儿童抑郁症是一种疾病，**多耐心听**孩子的诉说，看到孩子的痛苦，接纳孩子的感受，允许孩子表达不良情绪。**多做**有利于缓解孩子压力和痛苦的事情，比如多陪伴孩子，增进彼此的了解和感情，多看到孩子的进步和闪光点，适当降低孩子的学习压力和目标，不把上学作为病情恢复的唯一标准。对孩子进行言语上的鼓励和保证，**少说**斥责和批评的话。

最后，**家长需要努力调整好自己的情绪状态。**孩子生病，父母都焦急万分，有时会比孩子更不安。父母之间应确保良好的互动，家庭成员之间多关爱，营造轻松愉快的家庭氛围，面对孩子生病保持耐心和冷静。

当抑郁症来袭，孩子遭受着巨大痛苦，家长心力交瘁，老师也担心着孩子的身心健康，这对我们每一个人来说都是巨大的考验和挑战！但儿童抑郁症并不可怕，因为我们现在有很多对抗它的方法。当发现孩子出现了抑郁症的表现时，请一定不要讳疾忌医，应尽快向专业医生求助！在孩子、家长和专业人士的努力下，定会寻找到适合孩子的干预方法。只要我们一起努力，抑郁症终会消退，孩子终会重新找回健康快乐！

参考文献

[1] 苏林雁. 儿童精神医学[M]. 长沙：湖南科学技术出版社，2014.
[2] 傅小兰. 中国国民心理健康发展报告（2019—2020）[M]. 北京：社会科学文献出版社，2021.

董 敏　　北京大学第六医院

看见她，接纳她，拥抱她
——正视产后抑郁症

"阳春二三月，草与水同色。"转眼间，万物复苏的三月已然来临。它绽放着生机，孕育着希望，如同一个个小生命降临，带来喜悦与期许。

今天，我们想讨论的是一个跟新生命有关的话题——产后抑郁症（postpartum depression，PPD）。近年来人们对这个专业术语的关注度逐渐升高，它也因为女性公众人物的屡屡发声而多次登上热搜榜单，引起不小的轰动和重视，这无疑是社会的巨大进步。然而，即使有公众人物的影响，产后抑郁症也难以避免被忽视、被误解的局面，仍有不少人会认为"产后抑郁症"等于"作、矫情、公主病、玻璃心、无聊闲的……"。这些刺耳的话语对处于那段特殊的时期的女性而言无异于刀刻于心。今天，请跟随我们走近这个疾病，了解产后抑郁症患者的真实世界。

什么是产后抑郁症

产后抑郁症是指女性于产褥期出现明显的抑郁症状或典型的抑郁发作，1968年由Pitt首次提出，当时称其为"分娩后不典型抑郁"，是分娩后最常见的精神障碍。有研究报道，PPD在产后第一年影响10%～20%的女性，高收入国家患病率为6.9%～12.9%，低收入及中等收入国家患病率>20%。另有研究发现，产后一年以上PPD患病率为25%；既往有抑郁史者产后抑郁症发生概率为25%，既往有产后抑郁史者再发概率为50%。

实际上，33%的PPD女性在孕期就会出现症状，另有27%在孕前就出现症状；经历PPD的妇女通常在怀孕期间或分娩后4周内首次出现症状。因此，有研究指出"围产期抑郁"比产后抑郁症的表述更为准确。

此外，国外的研究数据表明，父亲产后抑郁症的患病率为8.4%，提醒我们也不要忽视对准爸爸的照顾。实际上，PPD从来就不是一个人的事情，它归根到底影响的是整个家庭。

值得注意的是，很多女性在分娩后会出现"产后心绪不良/不宁"，它是介于正常情绪状态与产后抑郁症这个连续谱中的一个中间状态。其患病率为13.7%～79.6%，通常产后3～7天起病，持续时间短，于产后10天或者几周内消失，一般不超过2周。常见症状为心境恶劣、情绪不稳、哭泣、焦虑、易激惹、失眠、食欲差，以上症状的严重程度也不及PPD。其病因不明，最可能的原因是激素的急剧变化。

产后心绪不良不会给产妇功能带来严重损害，一般不需要用药，但心理治疗是有益的。需要重视的是，一些病程较长的产妇，后期可发展为PPD。因此，**产后心绪不良是PPD的独立危险因素**，早发现、早干预有绝对益处。

产后抑郁症有何表现

PPD在症状、病程、病期和结局上与其他抑郁障碍相似，包括持续的情绪低落、兴趣减退、精力下降、悲观、自责、睡眠和食欲改变等，但其临床症状还表现为情绪不稳定、焦虑、易激惹、感到不知所措、具有关于婴儿照料的强迫观念及行为等。

由于PPD起病潜隐，常不被发现；当症状处于轻度或中度严重程度，且寻求帮助的行为遭到劝阻或淡化时，可以发展到较为严重的地步。20%的PPD女性伴有自杀观念，严重者有扩大自杀，可能伤及自己及婴儿，此时需要住院治疗。因此，早期发现非常非常重要！

大部分PPD经治疗3~6个月后可缓解，未经治疗的PPD会像抑郁障碍一样呈反复发作特点，影响母亲、孩子及家庭，导致母-婴联结和婚姻适应困难，以及下一代的行为、认知和社会问题。

哪些因素与产后抑郁症相关

如果准妈妈存在精神障碍家族史，既往有被虐待经历，具有敏感及思虑过多等性格特征，受教育水平偏低，夫妻关系不良，经历过家庭暴力、社会支持不足、社会经济地位低下、意外怀孕等负性生活事件，或者遇到某些分娩和养育状况，如娩出双胞胎、婴儿患病、养育难养型气质的婴儿等，都会增加发生产后抑郁症的风险。其中，负性生活事件是普遍存在的重要危险因素。

产后抑郁症是怎么形成的

目前，PPD的发病机制尚不明确，涉及遗传因素、生化因素、神经炎症变化以及大脑影像学改变等多个方面。其中，激素的变化备受关注，如雌二醇和孕酮的急剧下降、四氢孕酮的下降、低水平催乳素，均为抑郁症状的预测因子；此外，较高水平的β-内啡肽、单胺氧化酶水平升高、低5-羟色胺血液浓度、ω-3脂肪酸水平下降、维生素D水平下降，均增加了抑郁症状出现的风险。

需要注意的是，每个个体都有其独特性，临床表现、发病时间、不良生活事件史都会有差异。因此，这些发病机制可能在某些个体中发挥作用，但不一定在其他个体中发挥作用。而且，这些潜在的发病机制可能高度关联，多种因素共同导致PPD，比如遗传因素与神经内分泌变化、生化因素变化与大脑影像学改变等。

面对产后抑郁症，我们可以做什么

1. 产前积极准备。从准备怀孕开始就要留意女性的情绪，发现可疑征兆，及时寻求支持。比如可以使用权威的爱丁堡产后抑郁量表（Edinburgh Postnatal Depression Scale）进行自我评估（在线链接如下：http://doctor-network.com/Public/LittleTools/291.html?from=groupmessage&isappinstalled=0）。

2. 日常积累力量。新手妈妈要学会和自己相处，接纳自己的不完美，接纳由孕育带来的身体和心理变化，简单明确地向伴侣表达自己的需求，坦诚地寻求帮助。准妈妈和准爸爸要凝聚为团结的队友，互相支持，不吝惜对彼此的鼓励，遇到冲突更要积极沟通、倾听。此外，日常的吃穿住行等细微之处也大有可为，目的是营造相对平和的生活环境、家庭氛围。

3. 重视社会支持。2018年，墨西哥某地在社区针对产妇开展了长达6个月的支持项目，其中包括教育产妇如何照料孩子和自己，如何平衡新生活。项目结束时，新手妈妈们均表示她们感觉不再孤独，有信心自己不会发展成产后抑郁症。因此，准妈妈需要寻求同伴支持机会，可以多向朋友、同事、亲人等身边有经验的过来人"取取经"，也会减少自己对未来生活的焦虑。难以与他人诉说的时候也可以求助心理咨询热线，如北京市心理援助热线（010-82951332）。全国更多的心理援助热线号码可以在此公众号（"畅聊686"）内搜索"热线"查询。

4. 寻求专业帮助。如果怀疑患有PPD，请及时到专业精神心理机构和医院接受治疗。治疗的目标是确保母亲的健康和福祉、婴儿的护养及成长。具体的治疗包括心理、社会和生物学等方面，实际操作中往往要采取联合治疗策略。

心理治疗

包括认知行为疗法（CBT）、人际心理治疗（IPT）、正念治疗、家庭治疗等，帮助新手妈妈消除"做个完美妈妈"的丰满理想与"一地鸡毛"的骨感现实之间巨大差距带来的心理冲突，在新的生活模式中探索有助于自我成长的人际相处方式和自我生活态度。

药物治疗

如果产妇已经患有严重的PPD且有自杀行为，应综合权衡获益和风险，建议考虑抗抑郁药治疗。一旦决定选择药物治疗，需从小剂量开始，缓慢加量。想要坚持母乳喂养的妈妈也不要太过紧张，有些药物在乳汁中分泌量很少，可以跟医生协商选择。病情痊愈后，如想停药，务必先咨询医生，以避免复发等风险。

物理治疗

如果需要促使药物治疗快速起效、缓解症状，必要时也可以合并采用改良无抽搐电休克（MECT）和重复经颅磁刺激（rTMS）等物理治疗，具体情况要到医院咨询专业医生。

至此，我们对PPD有了一个初步的了解。对于每一位想要成为母亲的女性及每一个准备迎接新生命的家庭，越了解它就越能减少慌张，越能更好地应对。产后抑郁症如同岁月长河中的一股激流，这个过程艰难、挣扎，但别慌、别怕，接纳和拥抱是最温柔的力量。

参考文献

[1] 沈渔邨. 精神病学[M]. 北京: 人民卫生出版社, 2009.
[2] 陆林. 沈渔邨精神病学[M]. 北京: 人民卫生出版社, 2018.
[3] Falana S D, Carrington J M. Postpartum depression: are you listening[J]? Nurs Clin North Am, 2019, 54(4): 561-567. DOI:10.1016/j.cnur.2019.07.006. Epub 2019 Oct 10. PMID: 31703781.
[4] Stewart D E, Vigod S N. Postpartum depression: pathophysiology, treatment, and emerging therapeutics[J]. Annu Rev Med, 2019, 70: 183-196. DOI:10.1146/annurev-med-041217-011106. PMID: 30691372.
[5] Payne J L, Maguire J. Pathophysiological mechanisms implicated in postpartum depression[J]. Front Neuroendocrinol, 2019, 52: 165-180. DOI:10.1016/j.yfrne.2018.12. 001.Epub 2018 Dec 12. PMID: 30552910; PMCID: PMC6370514.
[6] Rezaie-Keikhaie K, Arbabshastan M E, Rafiemanesh H, et al. Systematic review and meta-analysis of the prevalence of the maternity blues in the postpartum period[J]. J Obstet Gynecol Neonatal Nurs, 2020, 49(2): 127-136. DOI:10.1016/j.jogn.2020.01.001. Epub 2020 Feb 7. PMID: 32035973.

李琼蔚　　北京大学第六医院

不要再冤枉可怜的抗抑郁药啦

最近在精神科门诊工作中，笔者欣慰地发现大众对抑郁症的理解和接受度在提升。然而，对于抗抑郁药，大家仍然有很多误解。有些误解匪夷所思，让我忍不住想替抗抑郁药发声：不要再冤枉可怜的抗抑郁药啦！它只是一个不够完美，但最希望帮你赶走抑郁症的宝宝！

案例1　"啊？真的要吃药吗？我觉得自己能扛过去。"重度抑郁症伴有自杀观念的男孩，用纯真的大眼睛望着我。即使经过了好几回合的战斗，他还是坚信自己能扛过去："我觉得不吃药我也能好。"

所以，为什么你需要吃药呢？

(二) 抗抑郁药有话说

不是对每个来诊的患者，医生都会建议药物治疗。门诊医生会经过细致的病史了解、精神检查、系统评估，澄清疾病的严重程度、风险程度等情况。通常对于中度、重度患者或风险较高时，医生才会建议药物治疗，甚至住院治疗。

抑郁症病理机制中很重要的一条为**脑内神经递质水平的改变，这些改变在短期内很难通过心理治疗、自己积极调整或其他方式得到改善。** 而抗抑郁药能帮助患者迅速补充或者调节，使神经递质水平达到正常，从而恢复正常的情绪状态。

案例 2

"我同学吃了药后超级胖，里面肯定有激素，我不想吃。"这个清瘦女孩的眼神里全是拒绝。我问："你确定她只是因为吃药，而不是因为吃的多、不运动导致变胖吗？"女孩狠狠点头道："肯定是！"

所以，抗抑郁药一定会让人发胖吗？

(三) 抗抑郁药有话说

抗抑郁药承认，某些药物会使人食欲显著增加，尤其在患者本人不注意控制饮食及适度运动的时候，难免会导致体重的增加。客观来讲，这是药物和患者本人生活方式不良共同作用的后果。

门诊医生在选用抗抑郁药的时候，会充分评估患者的病情特点及需求。对关注体重的患者，通常会选择对食欲影响小的药物——毕竟不是每种抗抑郁药都会使食欲明显增加，并嘱咐**患者健康饮食、适度运动，避免显著的体重增加。**

案例 3

"我吃抗抑郁药后变笨了。这个药会损伤脑子，把人吃傻了。"在门诊工作中，常常听到这种质疑的声音，认为吃药会使脑子变笨、转得慢，工作能力也不行了。

所以，吃抗抑郁药会把脑子吃坏吗？

> **抗抑郁药有话说**

首先想和大家明确，通常抑郁症患者的临床表现为情绪低落、兴趣减退、精力和体力下降、思维迟缓、注意力下降、记忆力减退、无法完成日常的学习和工作。

而抗抑郁药的作用是改善这些症状，不是"吃药把脑子吃坏了"，而是==疾病本身给大脑带来这些损害==。若长期吃药还有这种体验，需到精神科门诊复诊评估，看是否需要调整药物剂量或换药，以进一步改善病情。

> **案例 4**

"我上次吃了几天药，觉得好了，就自己停了，现在又不好了。"看着这个知识渊博的大学老师，浏览了他之前的病历，我惊讶于他前后复发8次却还不坚持吃药的"壮举"。我忍不住问道："我不相信之前的医生没有告诉您要坚持服药，为什么不听呢？"他羞赧道："我吃了药感觉好了，就认为没事了。"

所以，抗抑郁药为什么要持续服用一段时间呢？

> **抗抑郁药有话说**

首次抑郁发作时，抗抑郁药的使用是逐渐加至治疗剂量的。病情稳定后，需要再巩固维持治疗至少约6个月，在医生指导下方可逐渐减药。

首次发作后的治疗往往起效快、效果好，因此，==很多患者会自行停药，这大大增加了复发的风险==。复发后的治疗往往难度更大，药量可能更高，维持治疗的时间通常也需要更长。因此，医生往往会苦口婆心地宣教解释，==希望患者遵医嘱规范用药==，不要做事倍功半的选择。

> **案例 5**

"我4天前开始脖子特别疼,还恶心、头晕。"这位患者1个月前调了药,并坚信是抗抑郁药的不良反应让她这么不舒服。她说:"我觉得这些是吃药的不良反应。"我和她母亲一起回顾用药及发生躯体不适的时间点后,终于真相大白,罪魁祸首是以前就确诊的颈椎病!

所以,到底怎样正确看待抗抑郁药的不良反应呢?

三、抗抑郁药有话说

抗抑郁药承认自己的不完美,很多人看到抗抑郁药说明书里写的不良反应就浑身不适。抗抑郁药忍不住喊冤:"其他药物也有不良反应,甚至篇幅不短于我,为什么面对我就如临大敌?"

抗抑郁药常见的不良反应有头晕、困倦、食欲改变(增加或减少)、消化道反应(恶心、便秘、腹泻等)、手抖、血压升高、排尿延迟、性欲下降等。不同抗抑郁药的不良反应及其发生率有所不同,且并非所有不良反应都会发生。

刚开始服药时出现的不适常源自药物反应,而不是药物不良反应,通常在1~2周内能缓解。此外,通过遵医嘱用药,逐渐加药或减药,定期复诊,医生会指导您最大程度减少甚至避免不良反应的发生;某些不良反应还可通过调整治疗方案解决。若不良反应显著,医生也会指导您换药。

 遵医嘱用药,正确看待和应对药物不良反应。

> **案例 6**

"吃抗抑郁药会上瘾,太可怕了!"很多患者来门诊咨询减药,最大的担忧是吃久了会上瘾。甚至没有服用过抗抑郁药的人就已经听说"吃抗抑郁药上瘾,戒不掉",言之凿凿,甚至能举出亲眼所见的案例。

所以,吃抗抑郁药真的会上瘾吗?

三 抗抑郁药有话说

抗抑郁治疗的疗程较长，总体治疗时间可能达几年，甚至十几年。有些患者突然自行停药或减量，可能导致撤药反应，比如焦虑、出汗、头晕、消化道不适等。这就好比我们每天要吃饭，突然连续几天不吃，肚子肯定要饿、要有反应的。对于这些不适，可以通过遵医嘱缓慢减药而最大程度地避免其发生。

此外，**抗抑郁药虽然本身不会让人上瘾，但不排除某些患者对药物有心理依赖**。这种依赖可以通过结合健康的生活方式、适度运动、转移注意力、疾病宣教、认知行为疗法等得到改善。

需要说明的是，某些患者因不恰当服用镇静催眠药物而出现需要不断加量的情况，这与酒精、烟草甚至毒品的滥用类似。但抗抑郁药不是镇静催眠药！

我们恐惧的来源往往是对未知事物的不确定感。随着大众对抑郁症的认知及接受水平不断提升，很多患者已经可以做到及时就诊，但对抗抑郁药的误解可能会延误治疗的时机。消除误解，让患者及时接受规范化治疗，才能使其有最大获益。抗抑郁药真诚地希望："不要再误解我啦，我不是洪水猛兽。我有的是赤子之心啊！"

陈 超　北京大学第六医院

抑郁症的运动处方

近些年，关于名人因抑郁症事业受阻的报道屡见不鲜，甚至有人因此终结生命，相关新闻引起了人们的广泛关注。国家在该领域的投入也不断加大,在各类平台上进行广泛的科普宣传。抑郁症也由原先被视为一种"矫情"而逐步为大众所正视。

我们之前为大家简要介绍过抑郁症的运动疗法。对于轻中度抑郁,运动疗法与药物治疗和心理治疗的疗效相当;英国国家卫生与临床优化研究所(NICE)指南对运动疗法治疗抑郁症给出了具体建议,包括有氧运动和力量训练相结合,需要达到一定的频率,以及持续足够的时间等。今天,让我们一起探讨运动疗法的更多话题。

有关运动疗法的几个概念及其意义

运动(exercise)指"有计划、有组织和重复的身体活动,以改善或保持身体健康的一个或多个组成部分"。运动包括有氧运动和力量训练。

研究表明,不管进行哪种类型的运动,运动多的人出现抑郁症状的概率较低。这个简单的结论提示我们:只要减少久坐,尽可能增加运动,你就已经在预防抑郁症了。

要使运动疗法更好地发挥作用,需要达到一定的频率和强度,即有合适的运动处方。运动处方是运动疗法的核心。完整的**运动处方包括运动形式、运动强度、运动时间和运动频率**。抑郁症的运动处方为:每周至少进行3次、每次45~60分钟的中等强度有氧运动,持续至少10周。

监督下的运动(supervised exercise)指在受过相关培训的专业人士包括体育教练、物理治疗师或运动生理学家的监督下运动。研究发现,监督下的运动抗抑郁效果更好。因此,当你想通过运动疗法来调节情绪或改善抑郁时,找个健身教练指导会产生更好的抗抑郁效果。

运动疗法适用于哪些抑郁类型或症状

抑郁症存在多种类型,比如内源性抑郁症、激越性抑郁症、产后抑郁症等，运动疗法对不同类型抑郁症的作用存在差别。

运动疗法对食欲下降、睡眠障碍、性欲下降等生理症状突出的抑郁症患者更加有效。 研究发现，运动对抑郁症患者伴发的睡眠问题有明确的改善作用，且高强度运动能改善抑郁症患者的睡眠质量。

快感缺失和动力不足是抑郁症的核心症状，而运动疗法对此有很好的疗效。在辩证行为疗法的情绪调节技能模块中，有一种叫"相反行为"的技巧，即通过表现出与情绪相反的行为来带动大脑调节情绪。具体来讲，患者处于抑郁状态时，会缺乏动力、缺乏兴趣、不想活动，如果循着这种状态，我们的情绪就无法得到改善。相反，**运动起来就可以改善快感缺失和动力不足的症状。**

抑郁症患者会出现注意力、记忆力下降等认知功能异常。工作记忆指的是个体在执行认知任务中，对信息暂时储存与操作的能力，其作用相当于大脑的"缓存"。研究证实，**有氧运动可显著改善抑郁症患者的工作记忆。**

运动疗法如何用于临床

作为一种保护性因素，运动可以**预防**抑郁症发生；作为一种**治疗**手段，运动疗法能够使药物治疗起效更快。

医生们可能会担心，在药物治疗的基础上增加运动疗法，是否会增加患者的负担。不必多虑。已有研究表明，在常规的药物治疗基础上增加运动，并不会降低两种干预措施的可接受性，同时接受运动疗法的患者对抗抑郁药物治疗的依从性更高。国外研究还发现，接受运动和心理联合治疗的患者，对治疗方案的依从性也更高；而单独接受心理治疗的患者，依从性很低。

也常常有患者会问，哪种运动方式对改善情绪更有效呢？我会给患者列举可能的选项，让他们选择自己感兴趣的运动项目。因为只有这样才更有可能坚持，运动处方也才能起效。

运动处方在特定群体中的运用

孕期抑郁症患者

当孕妇罹患抑郁症时,考虑到药物对胎儿可能的影响,患者的治疗选择很有限,心理治疗是一线治疗手段。现在,这个群体又多了一个可选项。

既往的临床研究显示,针对孕期抑郁症女性的运动处方为:在专业人士的监督下,完成每周3次、每次30~60分钟的中等强度运动,持续4~31周。运动的安排可以是:步行10分钟+有氧运动30分钟+拉伸10分钟+放松10分钟。如果运动疗法与音乐治疗一起进行,可能会产生更好的效果。

老年抑郁症患者

有研究提到,针对老年抑郁症患者的运动处方应为:在专业人士监督下,每天至少做30分钟中等强度的常规运动,包括有氧运动、肌肉强化、灵活性和平衡强化运动,持续6个月。还有一个好消息是,相比对抑郁症的治疗作用,运动对老年人群抑郁症的预防作用更明显。

帕金森病共病抑郁症患者

帕金森病与抑郁症的共病率高达50%。由抑郁症导致的精神痛苦是帕金森病患者生活质量受损的重要因素。帕金森病本身会导致患者运动功能受损。而监督下的运动疗法可同时改善这两个方面的症状,明显提高患者的生活质量。

运动处方小贴士

平时要减少久坐,增加运动。挑选你喜欢的运动项目,在身体能耐受的情况下,强度越大越好。只要动起来,你就在预防抑郁症了。

当你出现抑郁症状时,可以尝试运动处方。如果1~2个月后没有明显改善,建议尽快到精神科门诊就诊。

即使你已经在接受药物治疗、心理治疗了,也可以配合使用运动疗法，这样不仅会增强疗效，而且能提高对治疗的依从性。

找一项由专业人士监督的运动项目，能得到更好的效果。

社会支持也是运动疗法起效的助推器。与朋友或家人一起运动，可能会增加治疗成功的机会。

让我们一起珍爱健康，从拥抱运动开始！

参考文献

[1] Huang Y, Wang Y, Wang H, et al. Prevalence of mental disorders in China: a cross-sectional epidemiological study[J]. Lancet Psychiatry, 2019, 6(3): 211-224. DOI: 10.1016/S2215-0366(18)30511-X. Epub 2019 Feb 18. Erratum in: Lancet Psychiatry. 2019 Apr; 6(4): e11. PMID: 30792114.

[2] Axelsdóttir B, Biedilae S, Sagatun Å, et al. Exercise for depression in children and adolescents-a systematic review and meta-analysis[J]. Child Adolesc Ment Health, 2021, 26(4): 347-356. DOI:10.1111/camh.12438. Epub 2020 Dec 5. PMID: 33277972.

[3] Teychenne M, Ball K, Salmon J. Physical activity and likelihood of depression in adults: a review[J]. Prev Med, 2008, 46(5): 397-411. DOI:10.1016/j.ypmed.2008.01.009. Epub 2008 Jan 26. PMID: 18289655.

[4] Russo-Neustadt A A, Beard R C, Huang Y M, et al. Physical activity and antidepressant treatment potentiate the expression of specific brain-derived neurotrophic factor transcripts in the rat hippocampus[J]. Neuroscience, 2000, 101(2): 305-312. DOI: 10.1016/s0306-4522(00)00349-3. PMID: 11074154.

[5] Garza A A, Ha T G, Garcia C, et al. Exercise, antidepressant treatment, and BDNF mRNA expression in the aging brain[J]. Pharmacol Biochem Behav, 2004, 77(2): 209-220. DOI:10.1016/j.pbb.2003.10.020. PMID: 14751447.

[6] Trivedi M H, Greer T L, Church T S, et al. Exercise as an augmentation treatment for nonremitted major depressive disorder: a randomized, parallel dose comparison[J]. J Clin Psychiatry, 2011, 72(5): 677-684. DOI:10.4088/JCP.10m06743. PMID: 21658349; PMCID: PMC9900872.

朱 玥　　北京大学第六医院

抑郁还是"双相"，并不难解难分

随着精神卫生知识的普及，大家对抑郁症有了越来越多的了解。然而，在门诊经常会遇到一些情绪低落的患者来询问："我到底是抑郁还是'双相'？"或者一些被初步诊断为双相障碍的患者会前来确认："我（确实）是'双相'还是（只是）抑郁？"

前者多是自行了解疾病相关知识后，发现自身表现可能和双相障碍有类似之处，怕自己被漏诊而延误治疗；后者则担心自己只是抑郁，但被医生误诊或过度诊断为双相障碍了。

抑郁症和双相障碍的鉴别不仅是患者关心的问题，也是临床医生面临的挑战，正确的诊断与患者的后续治疗和结局密切相关。下面就让我们一起来详细了解它们。

什么是双相障碍

双相障碍（又称双相情感障碍或躁郁症）是指既有躁狂或轻躁狂发作，又有抑郁发作的一类常见精神疾病，会导致心境的极端变化。

患者有时处于**躁狂或轻躁狂发作期**，表现为情绪过度高涨、自信心膨胀，思维变快、活动增多或精力旺盛，以及冲动、易激惹或不理智。躁狂发作时，个体在工作、生活、人际关系方面会受到明显损害，甚至遭遇法律纠纷；而轻躁狂是比较轻微的躁狂发作形式，对个体功能影响相对较小，有时不容易识别，有些患者甚至会享受这种兴奋、积极的情绪，希望一直持续这种状态。

患者有时处于**抑郁发作期**，可以出现抑郁症的种种表现，比如情绪低落、过度悲伤、兴趣减退、精力不足、缺乏自信、悲观、厌世等。

有些患者在严重时还可能出现幻听、妄想等精神病性症状，这在躁狂或者抑郁发作期都有可能出现。

> 💡 患者的情绪总像是在坐过山车，有时驶入"世界之巅"，感觉自己无所不能，有时驶入幽深低谷，疲惫不堪、暗淡绝望。

双相障碍的确切病因目前尚不清楚。全球约有1%~3%的人患病。

有流行病学调查显示，我国成人双相障碍的终生患病率为0.6%，多数患者在15~30岁之间首次发病。不经系统治疗的患者，终生复发率高达90%以上。

区分抑郁症和双相障碍的挑战

由于双相障碍和其他精神疾病（尤其是抑郁症）的症状表现之间有重叠，双相障碍的早期诊断通常比较困难，可能在病后多年才明确诊断。例如，抑郁发作既可见于抑郁症（又称单相抑郁），又可出现于双相障碍中；但双相障碍患者在一生中，除了抑郁发作，还会有躁狂/轻躁狂发作。有报道显示，多达40%的双相障碍患者最初被诊断为抑郁症，35%的患者从首次就诊到被诊断为双相障碍等待了至少10年。

> 双相障碍为何容易被漏诊或误诊为抑郁症？常见的原因如下：
> - 双相障碍以抑郁发作起病者远多于以躁狂发作起病者，首次发作是抑郁的患者，无法在第一次发作就被诊断为双相障碍。
> - 某些双相障碍患者一生当中，初次躁狂/轻躁狂发作之前可能有多次抑郁发作，且抑郁症状的发生比情绪高涨症状更频繁，持续时间更长。
> - 某些双相障碍患者对躁狂/轻躁狂的发作报告不全，如可能忘记数年以前的发作。
> - 许多患者在抑郁发作时，难以回忆躁狂发作，或将曾经出现过的轻躁狂发作视为正常行为范畴，甚至视为渴望出现的状态。
> - 临床医生对轻躁狂的识别困难。

哪类"抑郁症"可能实为"双相障碍"

尽管存在上面提到的诊断困难,临床医生仍然通过研究发现了一些临床特征,它们更常出现在最终发生躁狂/轻躁狂(转变为双相障碍诊断)的抑郁症患者中。

> 针对具有下面这些临床特征的"抑郁症患者",需警惕是否为潜在的"双相障碍":
> - 一生中首次出现抑郁发作的年龄<25岁。
> - 有双相障碍家族史。
> - 抑郁发作的同时伴明显的烦躁不安或易激惹。
> - 多次(如3~5次)抑郁复发。
> - 抗抑郁药治疗后短期内完全恢复,例如刚用上抗抑郁药2、3周,症状就完全消失了。
> - 抑郁症状不典型(如睡眠多、进食多、肢体沉重如灌铅感)。

双相障碍比抑郁症更"坏"吗

好消息是,多数双相障碍和抑郁症患者都可以通过药物治疗、疾病相关的心理教育、心理治疗和生活方式改变,取得良好的疗效,过上正常的生活。形象地说,双相障碍患者病情稳定时是"好"的,但若自行停用药物,尤其是突然停药,多数患者会在数周至数月内出现疾病复发,病情不稳时就"坏"了。双相障碍是一个需要持续关注和科学治疗的慢性疾病,减药、停药一定要遵医嘱。

值得注意的是,和抑郁症患者相比,双相障碍患者可能伴随更多冲动或敌对行为、吸食毒品或饮酒,以及试图自残等行为表现,如有发生,应当及时就诊。同时要提醒各位双相障碍病友,注意保持规律的作息，避免使用酒精、兴奋剂等，有助于维持病情的长期稳定。

双相障碍并不可怕。对疾病保有一份敬畏之心、与医生保持良好的沟通合作、养成规律良好的生活作息，这些都能在康复之路上助大家一臂之力。在"世界双相情感障碍日"（每年的3月30日）与大家分享此文，祝愿双相障碍病友们能对自己和疾病多一份了解，更好地进行自我管理和与疾病相处，静待花开。

参考文献

[1] Mitchell P B, Goodwin G M, Johnson G F, et al. Diagnostic guidelines for bipolar depression: a probabilistic approach[J]. Bipolar Disord, 2008, 10(1 Pt 2): 144-152. DOI:10.1111/j.1399-5618.2007.00559.x. PMID: 18199233.

[2] Angst J, Azorin J M, Bowden C L, et al. Prevalence and characteristics of undiagnosed bipolar disorders in patients with a major depressive episode: the BRIDGE Study[J]. Arch Gen Psychiatry, 2011, 68(8): 791-798. DOI:10.1001/archgenpsychiatry.2011.87. PMID: 21810644.

[3] 基于循证医学的临床决策支持系统。Up To Date 临床顾问. https://shl.uptodate.com/home.

[4] Huang Y, Wang Y, Wang H, et al. Prevalence of mental disorders in China: a cross-sectional epidemiological study[J]. Lancet Psychiatry, 2019, 6(3): 211-224. DOI: 10.1016/S2215-0366(18)30511-X. Epub 2019 Feb 18. Erratum in: Lancet Psychiatry. 2019 Apr; 6(4): e11. PMID: 30792114.

李倩倩　马　宁　北京大学第六医院

解析焦虑抑郁姐妹花

精神科门诊中经常听到一些患者会有以下疑问：

"医生，我（抑郁症患者）有些朋友患有惊恐障碍，我也有可能得这个病吗？"

"医生，我（焦虑抑郁状态，新患者）是既有焦虑症又有抑郁症吗？"

"医生，焦虑症、抑郁症哪个更严重啊？"

"医生，我是紧张焦虑，您给我开抗抑郁药能管用吗？"

……

首先，我们发现患者对自己的情绪状态越来越重视了，发现问题后会及时选择到专业的门诊来进行筛查和诊疗，这是非常好的现象。

其次，患者对自己的情绪问题有大概的概念，比如很紧张可能是焦虑，不高兴可能是抑郁，但当多种情绪问题向患者袭来或者可能还伴随多种身体不适时，患者就会感到既痛苦又混乱，对治疗似乎也感觉摸不着头脑。针对以上种种疑问，我们做如下解答。

焦虑障碍和抑郁障碍在精神障碍中较常见，共病的发生也较多

焦虑障碍和抑郁障碍的患病率

我国最新的精神疾病流行病学调查显示，成年人群焦虑谱系障碍终生患病率为 **7.6%**，在精神障碍中最高；而我们较为熟悉的强迫性障碍终生患病率为2.4%，特定恐怖症为2.6%，惊恐发作为0.5%，广泛性焦虑障碍为0.3%。

成年人群抑郁障碍（包含抑郁症、恶劣心境、未特定抑郁障碍等）终生患病率为 **6.8%**，其中抑郁症终生患病率为 **3.4%**。

焦虑障碍和抑郁障碍共病

成年人群中焦虑障碍与抑郁障碍共病的终生患病率非常高，来看几组研究数据。

1. 一项纳入24个国家74 045例成人的研究发现，符合美国疾病诊断分类系统/诊断访谈表中抑郁症诊断的个体中，45.7%的人一生中还患有一种或多种焦虑障碍。

2. 一项纳入1783例成人的研究发现，抑郁障碍患者的焦虑障碍终生发生率为75%，焦虑障碍患者的抑郁障碍终生发生率为81%。

目前共病的研究主要集中于抑郁障碍与广泛性焦虑障碍的共病，我们列出了它们临床表现的共同点和特异之处，有助于大家分析自己的情况。

> 抑郁障碍的特异性症状：
> - 兴趣缺失　● 体重改变　● 食欲不佳　● 运动迟滞
> - 内疚或无价值感　● 死亡的想法
>
> 广泛性焦虑障碍与抑郁障碍共有的症状：
> - 情绪不良　● 易激惹　● 激动或躁动　● 注意力集中困难
> - 失眠　● 疲劳
>
> 广泛性焦虑障碍的特异性症状：
> - 过分担心　● 自主神经功能亢进　● 过分的惊跳反应
> - 肌紧张

焦虑抑郁状态就是焦虑症与抑郁症共病吗

答案是否定的。**焦虑抑郁状态属于症状学诊断，而焦虑症/抑郁症属于疾病分类学诊断。**所谓症状学诊断是对患者一段时间内主要临床表现的总结性描述，而疾病分类学诊断是对所患有的疾病给予性质及分类上的结论性描述，两者是不能画等号的。

因为同样的症状可能出现在不同的疾病当中，例如"抑郁状态"可能见于"抑郁症"，也可能是"双相障碍"的抑郁相，甚至也会见于精神分裂症或者器质性精神障碍的患者。从"××状态"的症状学诊断到"××障碍""××症"的疾病诊断，还需要医生做更多的临床观察和诊断分析。

由于临床所见的大部分精神障碍病因并不明确，**精神科疾病的诊断主要基于症状学诊断和分类。**在医生暂时无法确定是什么疾病时，可以依据症状采取及时的治疗措施。诸如"幻觉状态""抑郁状态""焦虑状态"等临床综合征，均可作为症状学诊断。当病情发生变化时，原有的症状学诊断可以提供观察对比的基础，为进一步分析"××障碍""××症"做贡献。

抑郁障碍比焦虑障碍更严重吗

答案是**不一定**。

首先，每种疾病都有轻重程度之分；其次，每种疾病都会对患者的社会功能和生活质量造成一定的影响。因此，不能一概而论。

但是，每个个体身上可能会表现出以某一种类型的症状为主，所造成的痛苦也更大。例如，有人描述抑郁症状的体验如同沉入水底，沉闷混沌；焦虑症状的体验让人如坐针毡，精神活动从有序到失序、失控，进而心生恐惧。

研究表明，**同时患有焦虑障碍和抑郁障碍的患者比单纯患一种障碍的患者更为严重**。通常共病患者的功能受损更严重，生活质量下降更多，且病程更长，药物治疗需要更长的起效时间，治疗结局更差。所以，早期识别、及早全面干预尤为重要。

焦虑障碍和抑郁障碍具有共同的神经及心理基础

既往研究提示，焦虑障碍和抑郁障碍在神经生物学及神经心理因素方面存在共同的机制。

1. 焦虑和抑郁症状均与大脑皮质及皮质下边缘系统的神经冲动平衡被打破有关，可能涉及额叶皮质、前扣带皮质、脑岛、丘脑、杏仁核、伏隔核等功能脑区；两者脑影像学检查均发现杏仁核活动异常，涉及5-羟色胺（5-HT）、多巴胺、去甲肾上腺素等单胺类神经递质。

2. 在焦虑障碍和抑郁障碍的研究中都发现与下丘脑–垂体–肾上腺素轴相关的功能异常。

3. 神经心理因素研究发现，神经质是预测不同精神障碍共病的最显著指标，尤其是对于焦虑与抑郁共病。神经质是人格心理学中一种基本的人格特质或人格维度，神经质突出的个体容易经历愤怒、焦虑、沮丧、悲伤等负面情绪。

鉴于上述共同的机制，抗抑郁药可以用来治疗焦虑症状。单胺类神经递质是支配杏仁核的一种重要神经递质。抗抑郁药可通过阻断5-羟色胺转运体来提高杏仁核5-羟色胺的浓度间接影响其他单胺类神经递质，从而对焦虑和恐惧症状起到缓解作用。我们所熟知的SSRIs类抗抑郁药（选择性5-羟色胺再摄取抑制剂）就是可以起到这种作用的药物。从这里就能理解为什么临床上会用抗抑郁药来治疗焦虑症状了。

了解了以上信息，您或许会发愁，又有焦虑又有抑郁，是不是比别人更加难治呢？其实，您无须担心。首先，随着人们对精神健康的重视，情绪问题的识别率已有了很大提高。如果存在情绪问题，您有可能在内科和外科医生那里就会得到去专科医院就诊的建议。其次，焦虑抑郁疾病的治疗手段无论是药物治疗，还是物理和心理治疗，均有非常大的选择空间，且大部分患者都能在疗程结束后达到比较满意的康复状态。期待此文对满腹疑惑的您有所帮助！

参考文献

[1] Huang Y, Wang Y, Wang H, et al. Prevalence of mental disorders in China: a cross-sectional epidemiological study[J]. Lancet Psychiatry, 2019, 6(3): 211-224. DOI: 10.1016/S2215-0366(18)30511-X. Epub 2019 Feb 18. Erratum in: Lancet Psychiatry. 2019 Apr; 6(4): e11. PMID: 30792114.
[2] Lamers F, van Oppen P, Comijs H C, et al. Comorbidity patterns of anxiety and depressive disorders in a large cohort study: the Netherlands Study of Depression and Anxiety(NESDA) [J]. J Clin Psychiatry, 2011, 72(3): 341-348. DOI:10.4088/JCP.10m06176blu. Epub 2011 Jan 25. PMID: 21294994.
[3] van Ameringen M. Comorbid anxiety and depression in adults: epidemiology, clinical manifestations, and diagnosis[Z/OL]. UptoDate 临床顾问. https://shl.uptodate.com/home.
[4] 于欣. 精神科住院医师培训手册[M]. 北京：北京大学医学出版社，2011.

第四章

双相障碍
（双相情感障碍）

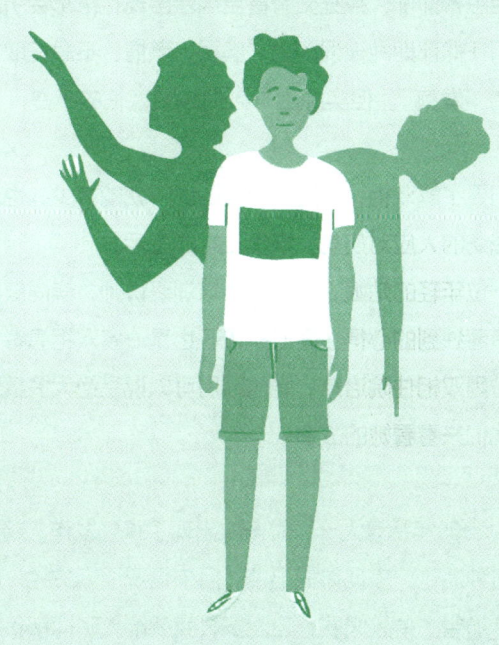

双相障碍，两面人生

周书喆　北京大学第六医院
刘丽君　复旦大学附属中山医院（厦门）

每年的3月30日是"世界双相情感障碍日"，这一天是艺术家梵高的生日，这位天才仅仅活了37年。医学界推断梵高生前很可能患有双相情感障碍（以下简称"双相"），为了提高公众对双相的认识，将这一天设定为"世界双相情感障碍日"。

双相曾被称作"天才病"，但疾病并不挑人，受双相困扰的更多的是普通人。

由于双相患者抑郁、躁狂交替甚至混合出现，常常会引起各种各样的问题。他们在抑郁期间被误解为"脆弱、懒惰、不思进取"等，在躁狂期间被认为"发疯"。但实际上，人们恐惧害怕的不是人，而是未知的双相障碍。

如果人们更了解双相，对这一疾病的误解就能减少，也就能够更好地帮助身边患病的人应对疾病，恢复正常的生活。

橙子是一位年轻的姑娘，她是一名培训班讲师，崇尚健康的生活方式，对护肤有着独到的心得。同时，橙子也是一名双相患者。她一直规律就诊，也曾因双相住院治疗。她的经历可以说是绝大多数双相患者经历的缩影。我们来看看她的故事。

> 橙子　2008年我读大一，第一次出现了躁狂发作。起初我积极参加各种活动，表现得很出色。后来情况逐渐失控，原本学校派我参加省主持人大赛，但没多久我就陷入了抑郁状态，主持人大赛最终没有参加。我的生活变得一团糟。我时而抑郁时而亢奋，在这两极之间循环往复。

第四章 双相障碍(双相情感障碍)

双相情感障碍,也称躁郁症,指既有躁狂或轻躁狂发作,又有抑郁发作的一类心境障碍。

躁狂发作时,表现为异常兴奋、精力旺盛、兴趣与动力增加,以及话多、活动多、花销多等症状,持续1周以上,且明显影响社交或职业功能;如果上述症状未明显影响功能,但也持续了4天以上,则为轻躁狂发作。而抑郁发作时则出现心情低落、兴趣减少、疲乏,脑子转得慢,活动少,悲观、绝望,有自杀想法等症状,持续2周以上。躁狂和抑郁可交替或循环出现,也可以混合方式同时存在。

两种有极端差异的表现令患者经历着"两面人生",也遭受着极大的痛苦。

> **橙子** 第一次是男朋友陪我去看医生,已经是发病1年以后了。开始去的是综合医院的心理科,医生说我是双相,给我开了药,但我逃走了。又过了一年,有一段时间我发现自己每天只睡几个小时,很亢奋。从那以后,我开始了求医问药的征程。

2019年中国的调查显示,双相情感障碍的终生患病率为0.6%。1/3以上的患者在首次出现肯定的双相症状后1年内寻求专业帮助,但遗憾的是很多患者需要经过数年才能得到确诊。双相患者发病后平均10年才能得到首次治疗。

在橙子的故事中,我们看到,接受诊断并开始认识双相是非常重要的转变。这并不意味着以后的每一天都只能小心翼翼地生活、需要被照顾,相反,这一转变是掌握"战争"主动权的开始。

💡 双相是可以控制的!

> **橙子** 10年求医的经验告诉我,好的医院、大夫,合适的药物和药量,这四个因素是最具有决定性的。我走了很多弯路,不停

地找医院、医生、药物、药量,甚至连偏方、"大仙"也都试过、找过。直到4年前我才开始坚持规律地治疗,情况开始好转。

💡 **药物治疗是双相最重要的治疗。**

坚持服药可以控制和减轻疾病发作的严重程度,降低复发概率,稳定情绪。

和橙子一样,很多患者是花了很长时间、付出了很多代价之后,才了解到药物对疾病治疗、恢复正常生活的重要性的。服药或许会出现副作用,但更不能忽视疾病本身对患者功能的损害和对生命的威胁。药物治疗期间,可以记录下副作用,并与医生详细讨论,权衡利弊,调整、优化治疗方案。

对任何人来说,接受长期服药都是非常重大的决定和承诺。药物相当于"枪炮",而患者是双相"战场"上最让人敬佩的勇士。

作为双相患者,除了药物治疗和心理治疗,掌握自我管理技巧非常重要,包括记录并识别影响情绪的危险因素和保护因素,保持作息规律,避免饮酒,发展和维持社会关系等。

很多患者和橙子一样希望发出声音,把感悟和经验统统传递给其他患者,帮助其他人尽快康复。双相患者里有如此多值得信赖的"战友",看到这样一群可爱的人,在了解双相后,你还会害怕吗?

我们终将胜利,把"双相"关进笼子。

双相患者的进步总是跌跌撞撞的,但他们仍期待被爱、被理解。在双相"战场"上,患者也需要团结一切可以团结的力量,病友即战友,医生、亲人是盟友。

作为社会大众,如果您怀疑自己也在经历着"双面人生",请及时到医院就诊;如果您身边有正在经历"双面人生"的患者,我们邀请您作为最强后援队的成员,加入到"同盟"中。如果您未曾了解这个疾病,也请关注双相情感障碍!

让我们一起关注情绪健康，关爱自己！

参考文献

[1] 于欣，方贻儒. 中国双相障碍防治指南[M]. 2版. 北京：中华医学电子音像出版社，2015.
[2] 凯·雷德菲尔德·杰米森. 躁郁之心——我与躁郁症共处的30年[M]. 聂晶，译. 浙江：浙江人民出版社，2018.
[3] 戴维·J. 米克罗维兹，双相情感障碍——你和你家人需要知道的[M]. 陈幼堂，译. 重庆：重庆大学出版社，2013.
[4] 微信公众号"LLJ的精神病世界"．
[5] Huang Y, Wang Y, Wang H, et al. Prevalence of mental disorders in China: a cross-sectional epidemiological study[J]. Lancet Psychiatry. 2019 Mar; 6(3): 211-224. DOI: 10.1016/S2215-0366(18)30511-X. Epub 2019 Feb 18. Erratum in: Lancet Psychiatry. 2019 Apr; 6(4): e11. PMID: 30792114.

高慧敏　　北京大学第六医院

关于双相障碍的三件事

双相障碍是自杀风险最高的精神疾病，没有之一。有30%~40%的患者有过自杀企图，10%~15%死于自杀。双相障碍患者容易合并冲动暴力相关问题，其发生风险是无疾病人群的14~25倍。因此，双相障碍属于我国需要接受社区随访管理服务的重性精神疾病。可惜目前其病因尚未研究清楚，治疗上需要患者、家属和医生三方通力合作，一起寻找解决办法，共同面对、共同成长。

患病与否不是我们能够选择的，但我们能够选择如何应对疾病，比如把疾病控制在不影响生活的范围里，继续愉快地生活！

关于疾病状态的理解——"凡有所相，皆是虚妄"

理性对待（轻）躁狂发作

如果说人的情绪是一片海洋，开心就是海里时不时腾起的浪花，有起有伏；轻躁狂就是涨潮，是海平面整体的上升，而躁狂则是海啸，严重程度不言而喻。

躁狂发作的典型表现就像"开挂"，能量条全面提升。体现在情绪上就是高兴，莫名地兴高采烈；体现在思维上就是想法变多，反应变快，话多；体现在行为上就是活动多，与人接触主动积极，特别乐于助人或者维护秩序，有很多计划要实施，喜欢寻求刺激，比如超速驾驶或者一夜情；体现在生理需求上就是食欲增加，睡眠需要减少，性欲旺盛。严重情况下还可能会有认为自己有特殊能力和身份的夸大想法，或者能够听到神的旨意的幻觉体验。

轻躁狂发作的程度比躁狂发作要轻，持续时间长短不一，但根据现行诊断标准，最短也要连续4天才有诊断意义。如果还想更直观地了解什么是轻躁狂发作，请观看情景喜剧《武林外传》第59集最后5分钟，佟掌柜吃了千年人参以后的状态。

轻躁狂跟正常的开心有什么区别

"人逢喜事精神爽"，但不会造成人根本的社交风格、性格特点的变化，以及持续的可被观察到的行为改变，特别是吃饭、睡眠这种生理需求。而轻躁狂的状态是心情的基础水平发生了上调，除了心情好，精力和体力也有提升，睡眠需求减少了，思维联想快，所以活动也多了起来。原来内向的人变得开朗，原来开朗的人变得非常热心主动。有的人在这个过程中有很多有意义的产出，比如写了文章、出了书，工作不知疲倦，升职加薪，有久违的轻松感，获得了"疾病红利"。

这样的愉快体验容易让人上瘾，很多患者就诊时希望医生把自己调整到"轻躁狂"那个状态。但作为医生，想发自内心地说一句"臣妾做不到啊"！

研究发现，并没有"小躁怡情，大躁伤身"的规律，只要是发作，不论轻重，都会对患者大脑的工作记忆、执行功能造成损害，特别是情绪相关的任务。有经验的患友会发现每一次"轻躁狂发作"都暗中标好了"价格",可谓"(轻)躁狂一时爽,抑郁'火葬场'"。

抑郁"火葬场"是怎样的体验

除了(轻)躁狂发作值得关注,双相障碍患者还会经历程度不等的抑郁发作。抑郁发作对应的就是能量条降低。体现在心情上就是高兴不起来,没有兴趣,没有活力;体现在思维上就是脑子反应慢,注意力集中不起来,话少,自卑;体现在行为上就是不愿意活动,不愿意社交,无法完成工作;体现在生理需求上就是没有食欲,睡眠障碍,性欲下降。严重情况下会出现自杀观念和行为,也可能有妄想和幻觉。

相比于单纯抑郁发作的患者,双相障碍患者的抑郁可能表现出更多思维和行动的抑制,或更易激惹,或有更多的自杀、自伤行为,或单纯抗抑郁治疗效果不佳等特点。

发作可以更多样

除了各种程度的(轻)躁狂或抑郁发作,双相障碍还有一种比较特殊的发作形式,就是混合发作。这种情况下,能量水平不稳定,一会儿高一会儿低,高中有低或者低中有高。不同的发作形式相互组合形成一个"谱"——双相障碍谱系。细心的患友可能会发现,有时候季节变换或者光照强度不同也会引起发作。因此,重要的是养成观察疾病变化并且记录的好习惯!

关于疾病的治疗——非常有必要,要积极,要坚持

双相障碍的治疗

1. 治疗双相障碍的终极目标是心境"维稳"。需要使用心境稳定剂,常用的心境稳定剂有三种。

锂盐——经典中的经典。没想到吧,双相障碍患者居然是"新能源"的。

锂盐的治疗窗比较窄,少了不起作用,过量又容易中毒。服用锂

盐过程中需要注意：①盐的摄入量要稳定。过多的盐摄入会降低血锂浓度；相反，太清单的饮食容易增加血锂浓度而导致锂中毒。②定期监测血锂浓度（频率为1~3个月监测一次，建议根据生活习惯的稳定性调整监测频率）。③监测甲状腺功能和肾功能，频率一般为一年1~2次。

抗惊厥药——卡马西平、丙戊酸盐、拉莫三嗪等，常见不良反应是体重增加、手抖、脱发、月经不调等。服用过程中需要注意监测肝功能、血脂、尿酸等。女性如出现月经不调，应及时到妇产科就诊；对发际线担忧的朋友，用药时要向医生表达相关顾虑。注意监测体重。

另外，卡马西平和丙戊酸盐会影响其他药物的代谢，服药期间需要合并使用其他药物时要及时咨询医生，避免出现药物相互作用。在服用拉莫三嗪的过程中需要注意皮疹，一旦出现，应停用并调整到其他的药物。

非典型抗精神病药——喹硫平、奥氮平、阿立哌唑、鲁拉西酮、齐拉西酮等。服用期间需要注意监测体重、血脂、血糖、肝功能等。治疗双相障碍时，此类药物剂量相对较小。

2. 是否需要使用抗抑郁药，尚缺少足够的研究证据。少量小样本的研究支持有效，但在实际临床诊疗过程中，是否使用抗抑郁药需要根据病情而定，有些抗抑郁药存在诱发躁狂发作的风险，使用过程中需要密切观察。总之，"抗郁有风险，用药需谨慎"。

3. 中医管用吗？目前对此尚无相关系统研究，可遵循"白猫黑猫，抓住耗子就是好猫"的原则。只要服用的中药里没有掺和西药（血液监测或者毒物监测能明确），并且治疗能够降低发作频率、减轻发作程度，对人体没有严重副作用，都可以尝试。

4. 是否需要心理治疗？有必要。心理治疗的最终目标就是"让人情绪稳定"，这跟我们双相障碍的治疗目标是非常契合的。学习和实践更多调整情绪的方法是确保"长治久安"最重要的途径。**但需要在药物维稳的基础上进行，心理治疗不能替代药物治疗。**心理治疗和咨询市场比较复杂，需要慎重挑选心理咨询师。

> 药物治疗和心理治疗都属于专业操作，请勿随意模仿。个体之间千差万别，不要相互借鉴，不要迷信最新，找到最适合的方案，并且坚持！

5. 坚持治疗，定期复诊。世界卫生组织的一项调查发现，60%以上的患者都能获得"对自己有益"的治疗。养成记录自己情绪变化的好习惯就像高血压患者监测血压、糖尿病患者监测血糖一样。同时，与医生建立长期稳定的"交流"，学习如何管理疾病状态，将影响降到最低。

给家属的小建议——战略上藐视，战术上重视

> 不要太在意疾病诊断以及诊断的远期影响，排除不可控因素的干扰，把有限的精力用在过好眼前每一个活色生香的日子上。只要病情稳定，一切都有机会。

1. 把握边界，及时送医。根据《中华人民共和国精神卫生法》规定，如存在伤害自身及危害他人的行为或风险，监护人（伤害自身的情况）或者公安部门等（危害他人的情况）有权强制送医。

该出手时就出手，用行动让患者感受到你的关心和责任感！虽然情感上可能一时难以接受，但换位思考，这是大家都会做出的理性选择。如果作为家属的你判断家人需要送到医院看病，并且尝试了半天但最终只能选择强硬的手段，不要自责和难过。向电视剧《欢乐颂》里的安迪学习，等患者恢复了，会理解你的。

2. 督促服药。服药是维持情绪稳定的重要部分，但坚持服药是

一件非常难的事情。其实，坚持什么都很难，不仅仅是服药，比如坚持减肥。认清任务的紧迫性和必要性是能够持之以恒的基础。如果感到坚持困难，就定期参加一些疾病康复团体（如北京大学第六医院康复中心的防复发团体）或者同伴支持团体。

3. 克制住自己讲道理的冲动。不要讲道理，讲道理要好使就不用上医院了。我们需要持续关心，默默承受。一个理智的家属会根据前述第一条判断是否需要将患者送到医院。如果担心强制送患者入院会影响彼此的关系，可在患者病情平稳后，立即找家庭治疗师或者接受康复指导，协助改善彼此关系。

人的心理能量是有限的，花一些进行疾病管理，时间长了，生活方式就会转变，剩下的能量用来愉快地生活。把用在"为什么是我"这个问题上的思考放在"我能做些什么"上。毕竟前者是无解的，不是自己能主动选择的，而后者是可以自己主动选择的。通过对上面建议的坚持，希望你可以获得一个越来越有掌控感的生活。请记住，疾病面前我们并不是束手无策！祝愿广大病友康复愉快！

参考文献

[1] 陆林，沈渔邨精神病学[M]．北京：人民卫生出版社，2018.

[2] Nierenberg A A, Harris M G, Kazdin A E, et al. Perceived helpfulness of bipolar disorder treatment: findings from the World Health Organization World Mental Health Surveys[J]. Bipolar Disord, 2021, 23(6): 565-583. DOI:10.1111/bdi.13066. Epub 2021 Mar 28. PMID: 33638300; PMCID: PMC8387507.

[3] Trisha Suppes．成人双相障碍：临床特征[Z/OL]．陈俊，译．UptoDate临床顾问．https://shl.uptodate.com/home.

[4] Lima I M M, Peckham A D, Johnson S L. Cognitive deficits in bipolar disorders: implications for emotion[J]. Clin Psychol Rev, 2018, 59: 126-136. DOI:10.1016/j.cpr.2017.11.006. Epub 2017 Nov 21. PMID: 29195773; PMCID: PMC6404979.

[5] 于欣，方贻儒．中国双相障碍防治指南[M]．2版．北京：中华医学电子音像出版社，2015.

李 洁　北京大学第六医院

双相情感障碍患者的居家照护

双相情感障碍是一种常见的精神疾病，治疗上需要全病程管理，住院治疗后恢复期的居家照护对患者的社会功能恢复亦非常重要。

案例　小张1年前因学习压力大，出现情绪差以及厌学、厌世等观念，医生考虑其为"抑郁状态"并给予药物治疗。治疗后小张的病情好转，情绪平稳。1个月前家属发现小张话多、爱管闲事，认为自己了不起，喜欢吹牛、发脾气，间断表现烦躁，想法多变。为了尽快控制病情，家属和小张选择了住院治疗。

小张发生了什么

小张既往有明确的抑郁发作，表现为情绪低落、兴趣降低、活动减少，伴有自杀厌世观念；缓解后有情感高涨、精力增加、言语增多、自我评价高的症状。医生诊断她患了双相情感障碍。

什么是双相情感障碍

它是指临床上既有躁狂或轻躁狂的发作，又有抑郁发作的一类心境障碍。一般呈发作性病程，躁狂和抑郁常反复循环或交替出现，也可以混合方式存在；每次发作时症状往往持续一段时间，并对患者的日常生活和社会功能等产生不良影响。双相情感障碍是精神科常见疾病之一，患病率高、复发率高，致残率在全球疾病中排第12位。

恢复期居家照护

其实，住院只是小张生活经历的一个小片段，病情控制后如何重新回归家庭、社会才是她需要面对的考验。正如美国作家杰米森在书中写道的，"即使双相情感障碍的症状完全缓解，也不能确保功能全面恢复"。对30%～60%的患者来说，仅控制症状并不足以帮助他们恢复正常生活。那么，小张出院后在居家照护上需要注意哪些方面呢？

坚持规律服药

规律的作息、充足的睡眠、均衡的饮食、适当的运动有助于我们的身心健康。根据每个人的身体状态，需要制定不同的运动计划，但总体上，只要运动就有帮助。此外，服药期间禁止吸烟、饮酒，以免降低精神科药物的疗效、增加药物不良反应。

密切观察药物不良反应

心境稳定剂是治疗双相情感障碍的常用药物，常见不良反应包括体重增加、手抖、脱发、月经不调等。在服用拉莫三嗪的过程中需要注意皮疹。另外，锂盐的治疗量与中毒剂量较为接近，故服用锂盐过程中需要注意：①定期监测血锂浓度。②盐的摄入量要稳定，过多的盐摄入会降低血锂浓度，过少的盐摄入会增加血锂浓度而导致锂中毒。

总之，在服药期间，应密切监测身体各项指标，如定期复查血常规、血生化、甲状腺功能、心电图等，以便及时处理可能出现的药物不良反应。

关注症状变化

双相情感障碍患者在疾病复发前一般都有前驱期，但有一半的患者其前驱症状在这段时间内未得到足够的重视。早发现、早干预能够最大程度帮助患者减轻症状、改善预后。

抑郁的前驱症状包括抑郁情绪、兴趣和愉悦感降低、失眠、工作及学习能力下降等，躁狂的前驱症状包括过度兴奋、话多、发脾气、很难控制愤怒、精力过剩、活动过多等。当发现患者的表现有所改变时，要及时就医。

保持健康而规律的生活方式

规律的作息、充足的睡眠、均衡的饮食、适当的运动有助于我们身心健康。根据每个人的身体状态，需要制定不同的运动计划，但总体上，只要运动就有帮助。此外，服药期间禁止吸烟、饮酒，以免降低精神科药物的疗效、增加药物不良反应。

增加社会交往

出院后重新回到社会对很多患者而言都是一个不小的挑战。一方面，疾病的症状可能还没有完全消失；另一方面，他们可能会有病耻感，担心其他人看不起自己。但是越不与人交往，认知功能就越难以恢复。

因此，作为回归正常社交生活前的过渡，可以鼓励患者参加包括同伴支持团体在内的各种康复活动，促进他们和有同样疾病的患者交流，从而逐步提升社会功能；也可以鼓励患者培养自己的兴趣，参加各种兴趣（学习）小组或俱乐部，找到生活的乐趣，并逐渐融入生活的环境中。

小张出院后在家人的支持下逐渐康复，并恢复了学业生活。

关注双相情感障碍的全病程管理，防止病情复燃或反复，促进患者社会功能恢复、提高生活质量，这需要患者、家人、医疗人员等多方共同努力。

参考文献

[1] 郝伟，陆林. 精神病学[M]. 8版. 北京：人民卫生出版社，2018.
[2] 郭延庆. 精神障碍护理学[M]. 北京：北京大学医学出版社，2009.
[3] Bolton S, Warner J, Harriss E, et al. Bipolar disorder: trimodal age-at-onset distribution[J]. Bipolar Disord, 2021, 23(4): 341-356. DOI:10.1111/bdi.13016. Epub 2020 Nov 3. PMID: 33030292; PMCID: PMC8359178.

您的心情和春夏一样美丽吗

刘晓瑞　　北京大学第六医院

张叔叔去年首次被诊断为抑郁障碍，经过一段时间的住院治疗后恢复良好，可是今年3月底又再次入院治疗了。张叔叔告诉我们："回家之后一开始是挺好的。我也特别关注身心健康，在家没事儿的时候就用手机看新闻和健康知识。最近一段时间，好多文章都说春季是精神疾病复发的高峰时期，我就越来越担心。后来觉也睡不好，饭也吃不下，家务也做不了了，天天担心自己是不是也复发了。孩子们觉得这样下去不行，就又送我来住院了。"

疑问

您是否也有一样的疑问，各类精神疾病真的在春季或春夏之交高发吗？是季节的变化导致了张叔叔抑郁复发吗？

解惑

民间流传着"菜花黄，人癫狂"的说法，网上也有各种写有"春季是精神疾病高发期""春夏之交精神类疾病高发"等内容的文章，也有很多精神科医生感觉春夏时期门诊就诊患者增加了。

对于此类现象，常见的说法有：

1. 天气变化说：外部环境变化大，影响人的情绪以及生理变化。

2. 褪黑素合成增加说：季节变化，日照增多，导致褪黑素合成增加。

3. 人体代谢改变说：人体代谢加快，药物排泄加快，导致血药浓度降低。

4. 单胺类神经递质增多说：空气电离度升高，阳离子增多，人体内单胺类神经递质增多。

5. 压力增加说："一年之计在于春"，人们往往在一年之初的春季安排各种计划和任务，可能带来过大的压力。

然而，**目前并没有确凿的研究证据及明确的理论能够证明，春季或春夏之交是精神障碍发作的危险因素。**

精神障碍与季节

那么，季节和精神障碍到底有什么关系呢？

临床上，情感障碍有一个亚型（并非一个独立诊断），称为"季节性情感障碍"或者"冬季抑郁症"。顾名思义，这一亚型的患者，其抑郁或双相障碍的发作具有明显的季节性。

有的患者抑郁症状的发作和缓解常发生于一年中的固定时间，最常开始于较冷的月份（秋季和冬季），在第二年春季或夏季自发缓解，以睡眠过多、食欲增强等非典型特征和心境低落为主要表现。另外，部分双相障碍的患者，发作形式具有季节性变化特征，即初冬（10—11月）为抑郁发作，而夏季（5—7月）出现躁狂发作。有资料显示，女性患者躁狂具有夏季发作高峰的特点，而男性患者未见明显的高发季节。

简而言之，目前已知部分情感障碍患者的发作有季节性变化特征，但这并不等同于大多数的精神障碍在春季和春夏之交容易发作。

预防复发

精神障碍的复发会给患者本人及家庭带来很大的影响。因此，无论春夏秋冬，患者及家人都应持续警惕精神障碍的复发。那么，我们在家里能做些什么来预防复发呢？

遵医嘱服药

按时、按量服药，未经医生评估，不要自行减量或停药。

即使症状完全消失，精神科药物治疗也需要足够长的巩固期和维持期，不规律服药和过早减药、停药是精神疾病复发的主要原因之一。中断药物治疗者的复发风险远高于持续药物治疗者。精神疾病复发后再次治疗时，通常需要更长的时间才能达到症状缓解，巩固和维持治疗时间也会延长，并且治疗效果有可能不如之前。

影响患者服药依从性的因素有很多，您遇到过以下几种令人苦恼的情况吗？

- 患者病情波动或自知力受损，无法主动遵医嘱服药。
- 部分患者年龄较小，不能自行管理药物。
- 部分老年患者因躯体障碍、认知功能下降等原因，无法按时、按量服药，甚至可能无意识地误服不当剂量的药物或在不当时间服药。
- 病耻感。
- 畏惧药物的不良反应。

面对这些问题，我们该如何解决呢？

家庭支持

 家庭支持在患者的疾病康复过程中非常重要。若观察到患者无法自行遵医嘱服药，就需要家人协助患者，共同完成治疗任务。

下面列出了一些家庭支持的具体事项。

- 可以由家人代为保管药物，定时看护患者服药，并防止患者藏药。
- 帮助患者利用药盒分装药物，确保正确的服药种类和剂量；上闹铃提醒患者按时服药，避免因忘记而漏服。

- 给予患者关怀和支持，协助其正确认识疾病和服药的重要性。
- 及时寻求专业医生的帮助，向医生诉说难以坚持服药的原因。医患双方共同探讨，选择适合患者的最优用药方案和应对不良反应的解决方案。

定期复诊，不适随诊

定期复诊有助于医患双方交流疗效与药物不良反应等各种问题，便于医生掌握患者病情的动态变化，给予相应的药物调整。具体复诊周期可与医生协商。

患者或家属在治疗过程中遇到问题与困难时，应尽快就诊，寻求专业帮助。如有必要，应及时调整治疗方案，避免更多的病情波动。

"久病成良医""谁病谁知道"等俗语，绝不适用于精神科的药物调整，自己调药可能延误治疗时机，也不安全。应规划好定期复诊的时间，避免因外界因素影响复诊甚至停药。

保持良好的生活习惯

保持规律的作息、合理的饮食结构和足够的营养摄入。在身体条件允许的情况下，保持规律的运动。

英国国家卫生与临床优化研究所（NICE）指南中明确提到，运动疗法可用于轻中度抑郁症的治疗。运动也可以一定程度缓解某些药物带来的不良反应，如体重增加、血脂异常等。**但必须明确，运动并不能代替药物，依然要坚持服药。**

另外，可适当参加社区康复活动，寻求同伴支持。

症状监测

如果您意识到患者（或自己）又出现以下症状，就要警惕疾病是否复发。

- 情绪改变,如持续低落、高涨、易激惹、焦虑等。
- 睡眠改变,如入睡困难、早醒、睡眠过少或过多等。
- 意志行为改变,如生活懒散,无法完成之前的日常活动,或活动增多、冲动。
- 出现精神病性症状,如幻听、幻视、妄想等。

如果对复发有所担心或察觉到复发征象,请尽快就诊。

美丽的春夏并非精神障碍发作的必然危险因素,病友们不要过于担忧。但部分患者的病情具有随季节变化的特征,需要加以注意。无论春夏秋冬,患者及家人都应持续警惕精神障碍的复发。希望大家都能了解这些预防复发的重要事项,拥有与四季一样美丽的心情和生活。

参考文献

[1] Radua J, Ramella-Cravaro V, Ioannidis J P A, et al. What causes psychosis? An umbrella review of risk and protective factors[J]. World Psychiatry, 2018, 17(1): 49-66. DOI:10.1002/wps.20490. PMID: 29352556; PMCID: PMC5775150.

[2] 翟倩, 丰雷, 张国富, 等. 季节性情感障碍与光照疗法研究进展[J]. 中国全科医学, 2020, 23(26): 3363–3368. DOI:10.12114/j.issn.1007-9572.2019.00.680.

[3] 于欣, 方贻儒. 中国双相障碍防治指南[M]. 2版. 北京: 中华医学电子音像出版社, 2015.

[4] 李凌江, 马辛. 中国抑郁障碍防治指南[M]. 2版. 北京: 中华医学电子音像出版社, 2015.

[5] 赵靖平, 施慎逊. 中国精神分裂症防治指南[M]. 2版. 北京: 中华医学电子音像出版社, 2015.

[6] 王慧, 熊娜娜, 李雪, 等. 新冠肺炎流行期精神障碍儿童居家护理[J]. 中国心理卫生杂志, 2020, 34(3): 266–268. DOI:10.3969/j.issn.1000-6729.2020.3.028.

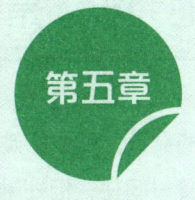

第五章

强迫症

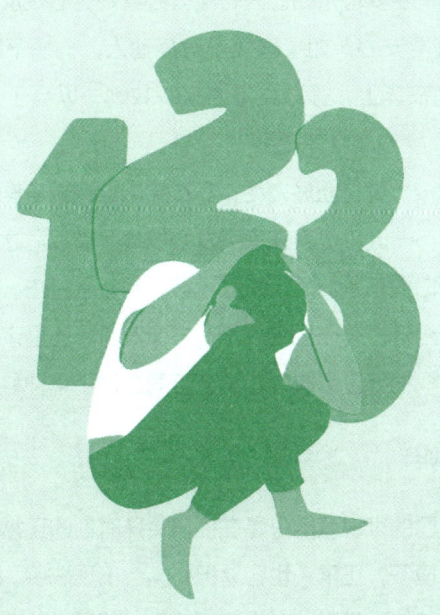

廖金敏　北京大学第六医院

深陷强迫，画地为牢还是突破重围

桐桐是一个善良可爱的女孩。23岁的她，大学毕业后就找到了一份惬意的工作，下班后与父母同住，相处融洽，一切都是那么幸福和谐。然而，改变从2020年年初的新冠肺炎疫情开始。

当媒体报道新冠病毒可能来源于蝙蝠时，桐桐开始担心家里飞进了蝙蝠和蚊子、苍蝇等飞虫，反复检查门窗有没有关好，尽量减少外出，上班时也担心家里的情况，后来渐渐地不去上班了。她越来越担心，开始要求父母帮忙一起确认关门窗，做任何事情都必须在父母的视线范围内，甚至去卫生间也要母亲陪。只有父母盯着她，跟她反复保证没有蚊虫飞进来，她才能安心。如果家里没有其他人，桐桐不能去屋子的其他地方，只能躺在床上，等着父母回来解救她，以至于父母不敢离家太久。

桐桐的父母被折腾得筋疲力尽，多次要求陪桐桐去医院看看，但她一直拒绝。直到有一天，母亲在家突发心绞痛，情况危急，桐桐却无法陪同就医，看着白发苍苍的父亲来回奔波，她备受打击。她不明白，自己为何活成了这个样子——画地为牢、寸步难行，连最亲的人生病了自己都帮不上忙。桐桐终于下决心让父亲陪同走进了精神科医生的诊室。

她真的生病了吗

桐桐觉得自己的表现可能只是在疫情特殊时期的正常反应。医生解释道，在疫情环境下，正常人也容易担心，会出现洗手、检查次数增多的行为，但一般持续时间短，对生活影响小，能做其他事情，能从其他日常生活中获得乐趣，总体痛苦程度轻。

但桐桐是真的生病了。原因如下：第一，持续时间长，超过半年，而且表现越来越重，没有减轻的趋势；第二，平均每天有超过1小时的时间都在"防范蚊虫"的症状之中，没有精力进行日常生活，学习、工作、社交、娱乐等均受到较大影响；第三，桐桐自身非常痛苦，精神备受折磨。此外，她还影响到家人的生活质量。

桐桐得的是什么病

根据桐桐的症状，医生诊断为强迫症。**强迫症的主要表现是反复出现的想法或行为，即强迫思维和强迫行为。**

> 常见的强迫思维包括反复怀疑、回忆和穷思竭虑等。

"侵入性"是强迫思维的一个特点。很多想法自动冒出来，控制不住，挥之不去，患者也能清晰地感受到这些想法是自己的，这是让患者感到痛苦之处。

"过分夸大威胁"是强迫思维的另一个特点。这种威胁可以是针对生命安全的，比如脏乱的环境以及细菌、蚊虫等导致自己生病、死亡等；也可以是与道德责任相关的，比如事情没有做好会使自己承受重大的责任事故；还可以是宗教、迷信方面的，生怕有一丝的冒犯让自己受到惩罚；或者是威胁到自己的某种状态，比如要求注意力百分之百集中等。桐桐的强迫思维为强迫怀疑，即反复怀疑蚊虫飞进家里，让自己感染病毒、生病甚至死亡。

在这种强迫思维的影响下，患者持续处在过度的紧张、担心和恐惧中，感觉惶惶不安，这就是我们常说的焦虑情绪。正常人也会出现焦虑情绪，但是强迫症患者的焦虑程度十分严重，为了消除焦虑，应对方法也显得过度，由此产生强迫行为。

常见的强迫行为包括反复检查、确认、询问、回忆、计数等，比如桐桐通过反复检查门窗来缓解担心。但是强迫怀疑并不会因为反复检查而消失，而是不断地出现，于是强迫行为花费的时间越来越长。强迫症如同一个贪得无厌的怪兽，患者同它的较量仿佛进入一个死胡同，各种灾难想法、不安情绪和反抗行为交织在一起，与内心搏斗，与外界抗衡，最后逼得患者作茧自缚、画地为牢。

总之，==强迫症是在"过分夸大威胁"的思维的影响下，产生严重的焦虑和恐惧，在行为上采取"过度的自我保护"。强迫症的表现可能各种各样，但"重复"和"纠缠"是其核心特征。重复是指患者花费了大量的时间和精力；纠缠是指患者自己觉得没有必要，但又控制不住，异常痛苦。这种心理冲突非常尖锐和强烈，常人难以体会。==

为什么会得强迫症

强迫症的病因比较复杂，包括生物学因素和环境心理因素。从生物学来看，某些个体存在遗传上的易感性，基因的异常表达导致相关的化学递质失衡（主要是5-羟色胺、多巴胺以及谷氨酸系统等），随之相关脑区结构和功能受损，个体的认知和情绪调节出现异常。在此基础上，如果个体性格上有一些强迫的特质，比如追求完美、认真严谨、敏感要强、责任感强、道德标准高等，成长过程中又遭受到童年创伤、养育中被过度控制或忽视、生活压力大等，则容易形成强迫症。

从预防的角度来看，遗传的易感性不是我们能选择的，但并不是有易感性就一定会发病，完善性格的不足、调整养育方式、学习管理情绪和压力等，均能降低发病的风险。

强迫症是否必须接受治疗

桐桐觉得她是在新冠肺炎疫情爆发的环境中起病的，如果疫情结束，她可能就会自己好。医生解释道，大部分强迫症起病时存在一定诱因，比如身体不适或生病、学习或工作受挫、人际关系紧张、生活环境发生变化等。但诱因仅仅是一个扳机点，在诱因出现之前，强迫症的雏形其实已经形成了，比如大脑结构和功能失调、思维模式呈灾难化、不能承受焦虑情绪、行为方式刻板等。

听到这里，桐桐若有所悟。她回想起从初中开始就很怕脏，很在意身体健康，对清洁程度要求高；在学习工作中，她的自我要求也很高，很担心做得不够好。医生继续解释说，强迫症不是一朝一夕形成的，而是有较长的潜伏过程，消除诱因只能在一定程度上减轻症状。如果不接受治疗，生活再次遇到类似情景时，强迫症还是会不请自来，并且反复多次发作后，强迫症容易以慢性形式迁延下来。因此，及早进行规范治疗非常重要。

强迫症该如何治疗

强迫症常见的治疗包括心理治疗和药物治疗。一般建议两者结合，在不同治疗阶段有所侧重。

药物治疗帮助患者更快地调节神经递质，修复大脑结构和功能，改善强迫症状和减轻痛苦。药物治疗常用选择性5-羟色胺再摄取抑制剂（SSRI），包括舍曲林、氟西汀、氟伏沙明及帕罗西汀等。药物治疗通常需要在用药8～12周后判断是否有效，所以患者不要过早停药；如果一种药物有效，应当维持服用该药物1～2年或更长时间，停药前需在医生指导下逐渐减量至停用。

心理治疗帮助患者认识和学会应对强迫症，学会改善思维、管理情绪及采取有效行为面对生活，并进一步整合力量、完善人格。基于暴露与反应预防的认知行为疗法是主要的心理治疗方法。在治疗师的指导下，鼓励患者主动地、重复并长时间地暴露于引起强迫性焦虑的情景中，并且不进行强迫行为，同时根据暴露的难易程度，循序渐进地练习。在此过程中，患者逐渐体验到即使不做强迫行为，焦虑也会减退，灾难也不会发生。暴露练习是一个痛苦又辛苦的过程，需要患者投入努力、勇气和坚持。

总之，强迫症是一种常见的精神心理疾病，并不可怕。患者要树立坚定的信念，在专业医师的帮助下，接受规范的药物和心理治疗。在规范治疗下，患者完全可以减轻症状，突出重围，回归正常的工作和学习，去尽情拥抱幸福美好的生活。

强迫症患者的自我救助之道

廖金敏　　北京大学第六医院

小宇是个二十几岁的小伙子，虽然年纪不大，却是一个病程长达十余年的强迫症患者。在他6岁时，父母离异，小宇随母亲一起生活，父亲再也没有联系过他。母亲十分要强，对小宇也寄予厚望。读初中时，小宇在一次期中考试失利后暗下决心，不允许自己再犯错，做题时开始反复阅读题目，反复确认及排除后再开始答题。但这么做并没有帮到他，反而使他在考试时总是做不完题目，成绩下降。

他苦恼地跟母亲讲述这些，母亲十分不理解，说他读书读傻了。此后，他再也没有跟其他人讲过，每天过得十分辛苦。直到1年前，他参加工作，跟人交流时需要反复询问和确认，影响到他和同事的关系，他才开始去精神科门诊接受治疗。

小宇规律服药1年后，症状好转了40%~50%，生活较前轻松了一些，但是继续接受药物治疗后症状并未进一步改善。他辛苦工作一天后回到家，每天仍需要花费2~3小时来完成确认。精神科医生建议他结合心理治疗，他心里又升起一线希望。当他去具体了解时，却发现心理治疗的资源并不容易获得，需要考虑时间、经济、距离、心理治疗师的专业性等多方面的因素，这对初入职场的他来说难以承担。

强迫症是一种常见的精神疾病，强迫思维和强迫行为是疾病的主要特征。患者往往耗费大量时间和精力反复做一件事情，明知没有必要却控制不住，产生强烈的心理痛苦。

针对强迫症，优先推荐药物和心理治疗。单用药物治疗时，大部分患者能改善40%~60%的症状，联合心理治疗后将获得进一步的疗效，大大提高患者的生活质量。然而，强迫症患者在治疗过程中经常遇到上面小宇面临的困境。

既往研究提示，由于病耻感、治疗费用高、地理因素、缺乏训练有素的治疗师等原因，高达90%的强迫症患者没有接受心理治疗。

在这种情况下，如何帮助自己走出心理困境，强迫症患者可以先试着从以下三方面入手。

认清强迫症状

强迫症状包括强迫思维和强迫行为。**识别强迫思维和强迫行为是学会正确应对的前提。**

强迫思维是反复体验到的想法、画面或欲望等，往往是令人苦恼、不受欢迎或者充满危险的，引起患者显著的痛苦。患者试图忽视或者压抑这些想法，或通过一些其他的想法或行为来中和它们，这些中和强迫思维的行为，被称为强迫行为。强迫行为可以是外显的行为，比如反复洗手、排序、检查、询问，也可以是内在心理活动，比如反复计数、回忆、思考、确认等。

强迫思维和强迫行为几乎总是同时出现。强迫思维激发了强迫行为，强迫行为防止或减轻焦虑和痛苦，避免某些可怕的事情或情境发生。

我们还需要了解强迫症状是如何运作的，包括**在什么情境下发生，这些情境引发的强迫思维是什么，由此产生的情绪和身体反应是什么，患者在行为上是如何应对的。**

比如，小宇的症状在与人交流时容易出现，特别是和领导交流时。

其引发的强迫思维是"我没有听清楚领导讲的话,我会出错,我会干不好工作"。产生的情绪是紧张、担心,伴随的生理反应是身体发紧、胸闷不适。为了缓解情绪和生理不适,以及避免出错,小宇的强迫行为是反复询问领导,找领导确认说话的意思。

对强迫症状产生过程和细节的梳理,有助于帮助患者从症状中跳出来、慢下来,与症状保持一定的距离,从观察者的视角去看待强迫思维、不安情绪以及强迫行为。保持这样的距离和觉察后,患者就有了选择和改变的机会。

增强改变的意愿

强迫行为是有一定功能的。从短期来看,反复确认、反复洗手等减轻了担心,可以相对快速地缓解痛苦,患者能尽快投入到工作、生活中去;但从长期来看,任由强迫行为发生而不做干预无异于"饮鸩止渴"。下次强迫症状来临的时候,由此产生的担心会更加强烈,需要更久、更强的强迫行为才能中和焦虑。

很多患者看清了强迫症这只贪得无厌的怪兽,有了改变意愿后,来门诊跟医生说,希望赶紧摆脱这个疾病,无论付出什么代价都可以。然而,当需要患者去承受痛苦、投入时间练习时,他们往往会犹豫不决、浅尝辄止,总期待有一些快速起效、无须付出、无痛苦的治疗方法。

强迫症不是一朝一夕形成的,患者相对固定的思维、情绪及行为应对模式改变起来需要时间,患者需要承受一定的痛苦。所以,**你要问问自己:是不是真的想好起来?你想过的生活是什么样的?为了使自己过上想过的生活,面对强迫症,你现在是否真的要做出改变?当下能做的事情是什么?搞清楚这些问题后,再开始行动。**

学会正确的方法

强迫症患者的自我救助需要掌握正确的方法,只有这样才能少走弯路。

小宇在患病十几年中,尝试过多种办法。比如他回避人群,尽量不与人联系,试图减少强迫行为;他为了减少询问,曾尝试将问题记在备忘录中,回家后花费2～3个小时集中反复回忆和思考;当他有疑问产生时,会试图用另一个问题来占据自己的头脑……可惜这些方法的效果并没有如他所愿,强迫症还是屹立不倒。

小宇尝试的这些方法为什么没有效果呢?主要是方向错误。他多采用回避行为或者替代行为,但这些做法仍是对强迫思维和焦虑情绪的过度回应,仍是在强迫症的泥潭中做出的挣扎。

那么强迫症患者康复的正确方法是什么呢?

觉察到强迫思维和情绪时,鼓励患者主动并长时间暴露其中,并且不进行强迫行为,从而使患者认识到,这些情况并没有实质危害且他们的焦虑终将消退。这种方法称为暴露与反应预防,是目前为止对强迫症最有效的治疗方法。 明确方向后,需要制定具体的行动计划,整个过程需要**循序渐进、持之以恒**。

1. 监测强迫症状。记录每天强迫症状出现的情况,具体包括出现的时间、情境,当时的想法、情绪,以及强迫行为的内容、持续时间。比如上午10点,和人聊天的时候,想到自己可能没有听清楚对方的话,心情紧张,感到担心,反复询问对方3遍,并在大脑中回忆了3次,持续10分钟。

2. 设计在某一情境下暴露练习的内容。针对上一个情境,暴露练习的内容是,和人聊天时逐渐减少询问和回忆的次数,最后做到不询问和不回忆。

3. 对暴露练习的痛苦程度打分,分值为0～100分,0分表示完全没有痛苦，100分表示非常痛苦。比如，在上一情境中，小宇不询问的痛苦程度为50分，不回忆的痛苦程度为60分。

4．制定暴露练习计划。一般选择从痛苦程度在40~50分的症状开始练习，当痛苦程度减轻直至消失时，再选择痛苦程度在60分的症状练习。循序渐进，最后练习痛苦程度分值最高的内容。

5．持之以恒地练习。在做暴露练习时，可以只静静地去感受暴露练习中自己的想法、情绪以及它们如何随时间变化；也可以通过尝试做其他事情，帮助自己度过相对痛苦的时期。这个过程中最重要的是接纳情绪、忍受痛苦，行为上不回应。

打破原来的应对模式，建立一个新的反应模式并不是容易的过程。暴露练习需要付出时间和努力，需要承受痛苦。与深陷强迫症带来的痛苦相比，承受暴露练习的痛苦是有意义的，也是有期限的。如同"愚公移山"一样，多练习一些，多承受一些，强迫行为慢慢就减少了，忍受焦虑的能力会增强，强迫思维也会变化，最终有望过上想过的生活。

幸运的是，小宇也找到了正确的方向，开始了自我救助的过程。通过反复练习，他已经建立起来一套行之有效的反应模式，病情得到明显缓解。虽然还残存一些强迫症状，但他重新带着希望走在通往强迫症康复的路上，学会了与强迫症和平共处，眼里不仅仅有出口，还有脚下的路以及路上的风景。他已经懂得，能否完全逃离并不那么重要，因为他享受着当下。

参考文献

[1] Del Casale A, Sorice S, Padovano A, et al. Psychopharmacological treatment of obsessive-compulsive disorder (OCD) [J]. Curr Neuropharmacol, 2019, 17(8): 710-736. DOI:10.2174/1570159X16666180813155017. PMID: 30101713; PMCID: PMC7059159.

[2] Olatunji B O, Deacon B J, Abramowitz J S. The cruelest cure? Ethical issues in the implementation of exposure-based treatments[J]. Cogn Behav Pract, 2009, 16: 172-180. https://doi.org/10.1016/j.cbpra.2008.07.003.

8 栗雪琪　　🏥 北京大学第六医院

精神障碍患者的居家护理
——强迫症篇

强迫症是一种常见的精神疾病，病因复杂，表现形式多样，病程迁延。患者的治愈不仅仅局限于症状的减轻或消除，其更高的目标是追求精神康复，恢复社会功能。而居家护理是强迫症患者康复治疗和延续护理中不可或缺的一部分。

案例

A. 小田是一名企事业单位的公职人员，10年前与男友分手后，出现反复清洗、检查的行为，门诊药物治疗后症状明显缓解。2个月前自行停药后症状反复，病情逐渐加重，有时需要不间断清洗4~6小时，并出现反复回忆自己看到的东西和反复向家人、同事确认的症状，导致无法完成日常工作任务。而后小田出现焦虑、紧张，拒绝外出和社交。为进一步诊治，小田和家属选择了住院治疗。

B. 小范今年30岁，无业，13年前无明显诱因出现怕脏、洗手时间长，无法继续完成学业，住院治疗后病情稳定。1个月前小范自行停药，后又出现反复洗手，以及反复回想别人说的话是不是在指责自己，逐渐不愿出门，情绪不佳、生活懒散。为尽快改善症状，家属为小范选择了再次住院治疗。

探一探：他们究竟得了什么病

小田和小范都存在反复思考、反复清洗的症状，且严重干扰他们正常的心理活动，导致负性情绪，降低生活能力，甚至影响人际关系和家庭幸福。医生诊断他们患有"强迫症"。

问一问:什么是强迫症,它有这么可怕吗

强迫症表现为持续性的强迫思维或强迫行为,或两者皆有(占大多数情况),属于精神疾病的范畴。其在人群中的终生患病率为1%~3%,具有起病早、病程迁延的特点,影响患者的社会功能和生活质量,已被世界卫生组织(WHO)列为十大最常见的致残性疾病之一。

强迫思维

是以刻板形式反复进入患者意识领域的思想、表象或意向。这些思想、表象或意向对患者来说是没有现实意义的、不必要的或多余的;患者意识到这些都是他自己的思想,很想摆脱,但又无能为力,因而感到十分苦恼。

强迫行为

是反复出现的刻板行为或仪式动作,是患者屈从于强迫观念,力求减轻内心焦虑的结果。

强迫症患者还会伴随焦虑、抑郁等不良情绪体验,严重的甚至会有自残、自杀等极端应对方式,给家庭和社会造成巨大负担。

想一想:症状消失就代表疾病治愈吗

强迫症的痊愈不是一蹴而就的,强迫症状基本消失并不代表最后的成功。还需要维持稳定状态,预防复发,将症状减轻到对社会功能和生活质量的影响尽可能小的程度。

小剧场再现

对于小田和小范来说,此次住院治疗是对疾病复发采取的短期应对方法。症状控制稳定后,保持治疗效果、更好地回归社会才是他们的终极目标。那么,应该从哪些方面为他们提供**居家护理的指导和建议**呢?

鼓励接纳和面对,消除病耻感

长期负面的自我评价和拒绝社交会增加他们的病耻感,并陷入恶性循环中。我们需要在出院前潜移默化地向他们输出疾病相关知识——**强迫症是可以治疗的疾病,并且治愈的希望非常大。**要为患者树立战胜疾病的信心,并鼓励他们多参与团体康复活动、心理工作坊或其他兴趣俱乐部,在团队中锻炼和接纳自己,建立自信心,提高社会适应能力。

强迫症具有强迫与反强迫并存的特点,在有强烈冲突的情况下患者痛苦感强烈,并伴有焦虑、抑郁情绪。应正确指导患者居家运用**放松训练等正念技术及认知行为疗法中的练习**,帮助患者学会转移注意力、放松心态,缓解不良情绪,同时唤醒对学习、生活及社会活动的兴趣和积极性。

遵医嘱服药,注意监测药物不良反应

药物不是我们的敌人,疾病才是!**足够剂量和足够疗程是强迫症药物治疗的原则。**患者需遵医嘱规律服药。目前大量文献的建议是药物治疗维持1~2年或更长时间,但具体情况因人而异,切勿自行选择药物和增减剂量。

当前强迫症的一线治疗药物多为选择性5-羟色胺再摄取抑制剂,其不良反应较少,偶尔会出现口干、小便困难、静坐不能、低钠血症及肝功能异常等副作用,患者需在服药期间监测不良反应。若出现不良反应且逐渐严重,需及时门诊复诊调整治疗,定期复查相关血液生化指标及心电图等。

小剧场回顾

停药一时爽,复发路更长!

小田和小范疾病复发的一大原因就是自行停药。

调节个人生活方式,养成健康、规律的生活习惯

改变既往不良的生活方式,遵循"规律作息、良好睡眠、均衡饮

食、适当运动"十六字方针，是迈向社会功能恢复的必经之路。作息规律、睡眠充足可以保证良好的精神状态，均衡饮食能够保证营养、增强机体抵抗力，而运动所分泌的内啡肽可以有效调节焦虑、抑郁等不良情绪。

此外，对于依旧带有强迫症状生活的患者，还应对相关躯体损害情况给予相应的保护措施。例如，强迫洗涤的患者若不能控制洗涤时长和强度，要尽可能更换刺激性小的洗涤用品，并在洗涤结束后，对受损部位进行及时对症处理，如使用护手霜或皮肤药膏。

寻求家庭支持，进行家属健康教育

有资料显示，不良的家庭环境、父母养育方式和有偏差的父母性格特征，均会对强迫症患者的症状产生负性影响。而家庭干预模式是近几年兴起的一种新型的社会心理康复干预和治疗模式，且效果良好。

建议家属学习强迫症相关知识；给予患者鼓励、关爱与陪伴，勿过多指责和批评；建立稳固的家庭支持系统；强化界限，不要过分替代和不必要地顺从患者的强迫症状；跟患者进行有效沟通和协商等。

强迫症患者自我管理心得分享

强迫症患者可以尝试丰富自己的生活，培养各种兴趣爱好。病症只是人生花园里的一些杂草，不要过分关注杂草。积极地种植各种蔬菜、水果和鲜花，让它们茁壮成长，这时你会更多地关注你种植的各类植物，杂草对你的影响也自然就没有那么大了，甚至你会完全忽视杂草的存在。

也可以尝试把"病症"当成一个不懂事的孩子，你是"他"的父母，用更多的耐心和关爱去帮助"他"成长。

强迫症的治疗道路漫漫，但只要医护、患者和家人一起坚持配合，就能够有效治愈疾病、防止疾病复发，促进患者社会功能的恢复！

参考文献

[1] 郭延庆. 精神障碍护理学[M]. 北京：北京大学医学出版社，2009.
[2] Veale D, Roberts A. Obsessive-compulsive disorder[J]. BMJ, 2014, 348: g2183. DOI: 10.1136/bmj.g2183. PMID: 24709802.
[3] 谭晓婧，掌永莉. 家庭干预对强迫症患者的影响[J]. 齐鲁护理杂志，2017，23（9）：51-53．DOI:10.3969/j.issn.1006-7256.2017.09.021.
[4] 孙丹凤．行为矫治与情绪护理干预对强迫症患者康复效果的影响[J]. 中国医药指南，2021，19（18）：104-105.

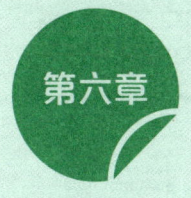

第六章

精神分裂症

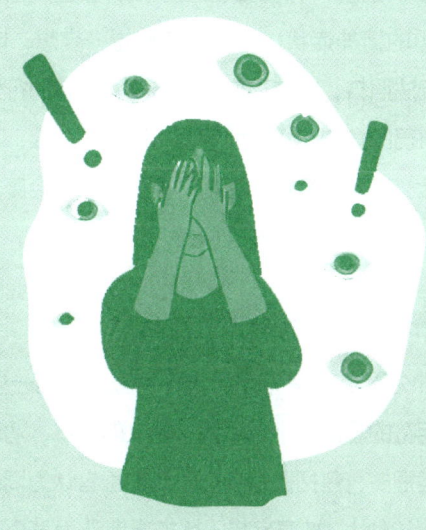

关于精神分裂症
——你需要知道的事

程 章　　北京大学第六医院

其一，什么是精神分裂症

精神分裂症属于严重精神障碍，是精神科最复杂的疾病之一。疾病慢性化可能损害患者的社交、生活、工作能力，部分病情严重者可能生活需要照料。

虽然从患病率（中国2013—2015年的流行病学调查显示，成人精神分裂症的终生患病率为0.6%）来说，它远不及焦虑障碍、抑郁障碍等患病率高，但却是精神科病房最主要的病种。这是因为患者在发作期间可能出现严重的精神症状，如严重的幻觉、妄想，以至于影响到行为，导致家人无法照料，或出现伤人、自伤、毁物的行为。例如，患者会觉得有人在自己的食物和水里面下毒，因此不吃饭、不喝水。正是由于有这样的风险，以及慢性化的患者需要更多的社会康复和支持，中国把精神分裂症纳入了社区随访管理服务。

其二，精神分裂症会有哪些症状

妄想是精神分裂症的常见症状之一。患者坚信一些与他个人相关的、与现实不相符的想法，十分顽固，他人的解释、劝说等根本无法动摇。妄想的种类很多，包括关系妄想（比如患者认为周围人说的话都是在含沙射影地议论他）、被害妄想（比如患者认为某个有权势的人雇了很多人来谋害自己，包括跟踪、下毒等）等。有些妄想内容比较荒谬，容易被识别，而有些则具有一定的可理解性，不易被大众识别。

幻觉也是精神分裂症的常见症状，是指没有客观刺激时患者的感官却感受到了。其中幻听最常见，比如患者在周围没人时却听到有人说话。

精神分裂症患者还可能存在正常情绪、思维和行为的减少或缺乏，比如与他人情感疏远、话少和不社交等。

总之，精神分裂症的表现多种多样，因此有时不那么容易明确诊断。

其三，精神分裂症能不能治

得到精神分裂症的诊断后，患者和家属往往觉得这是灾难性的，感到绝望、恐惧，认为"一辈子都完了"。

实际上这个疾病是可治的，接受系统的治疗可以缓解这些严重的症状，患者可以回到正常的生活轨道。

电影《美丽心灵》讲述了著名数学家纳什的故事：他在30多岁时出现严重的幻觉和妄想症状，被诊断为精神分裂症。他在接受治疗后康复，后来又经历了复发。他在与疾病搏斗的过程中，仍然继续着科学研究，并在1994年获得了诺贝尔经济学奖。

艾琳·萨克斯是美国的一名精神病学教授，还是美国新精神分析中心的临床研究员，她同时也是一名精神分裂症患者，曾经数次住院治疗。她将自己的患病经历记录下来并最终出版自传《我穿越疯狂的旅程》。

首次发作的精神分裂症患者如果坚持系统用药，绝大部分能获得理想疗效。因此，该疾病治疗的主要挑战在于规范化治疗的延迟和患者自行减药或停药。

精神疾病未治时间

指的是从起病到接受系统抗精神病药治疗的时间，这个时间越长，患者对治疗的响应就越差。比如起病几个月就治疗的患者可能很快就治好了，而起病好几年却一直没治的患者接受治疗后可能就较难获得痊愈。这可能是因为长期的病理状态对大脑造成了更大的影响。

其四，精神分裂症怎么治

💡 **精神分裂症的病因中，生物因素占主要部分，首选治疗方法是药物治疗。**

这类药物统称为抗精神病药，是精神分裂症治疗的基石。

💡 **精神分裂症需要规范化的药物治疗：选择合适的抗精神病药，单药治疗，要用到治疗剂量。**

有的患者家属问："我们孩子已经用了2年药了，怎么还没好啊？"实际情况是，2年来患者一直使用的药物剂量远未达到治疗剂量。治疗剂量是一个范围，同一种药物，不同的患者需要的治疗剂量可能不同。所以，**患者的治疗是个体化的**。这就要求患者、家属和医生要密切合作。

💡 **另外需要注意的是，有些患者和家属常常会在维持期自行减药、停药。**

精神分裂症的治疗大体分两个时期——急性期和维持期。急性期时患者症状很多，家属对治疗能充分重视；而维持期时患者的症状常常已经消失或很少了，恢复了工作或学习，这时无论是患者还是家属，都容易掉以轻心，忽视服药的重要性。此时患者治疗的中断率高，而治疗中断后，复发风险增加。这是精神分裂症慢性化最主要的原因之一。

鉴于上述原因，对于可能患有这类精神障碍的患者而言，应**尽早到医院接受诊治，并且与医生密切合作**，共同应对疾病，来争取最大程度的康复，拥抱灿烂的人生。

参考文献

[1] Huang Y, Wang Y, Wang H, et al. Prevalence of mental disorders in China: a cross-sectional epidemiological study[J]. Lancet Psychiatry. 2019 Mar; 6(3): 211-224. DOI: 10.1016/S2215-0366(18)30511-X. Epub 2019 Feb 18. Erratum in: Lancet Psychiatry. 2019 Apr; 6(4): e11. PMID: 30792114.

[2] 赵靖平,施慎逊. 中国精神分裂症防治指南[M]. 2版. 北京: 中华医学电子音像出版社, 2015.

——— 张 晓 蒲城城　北京大学第六医院

如何识别精神分裂症的前驱期症状，尽早干预

精神分裂症是精神科很常见的一类疾病，包含多种症状，如幻觉、妄想、思维贫乏、行为紊乱、孤僻退缩等。针对精神分裂症，本微信公众号（"精神卫生686"）既往曾做过一系列科普，详细介绍了其主要症状、治疗以及康复等。但关于如何识别精神分裂症的前驱期症状，及时干预，降低发病风险，"治未病"，我们之前还没有谈过，今天就来聊一聊这个话题。

什么是精神分裂症前驱期

精神分裂症的高发年龄段是青少年晚期或成年早期，多数患者在此阶段确诊。但是，约80%的患者在发病前的2~5年就会出现一些**达不到诊断标准的精神和行为异常**，比如情绪、感知觉、交流、睡眠等方面的障碍。这段时期具有症状不稳定、无特异性的特点，被称为精神分裂症前驱期。

需要注意的是，在实际的临床观察中发现，**只有部分有前驱症状的人最后发展成了精神分裂症**，有的人则会发展成双相障碍或其他精

神疾病，也有人一直维持这个状态，还有人会自行好转。因此，有一些研究者使用"精神病风险综合征"或"轻微精神病性症状综合征"来定义这个群体。为了交流便利，本文中沿用"前驱期"这一说法，但不意味着风险人群最终都会患精神分裂症。

通常，在"前驱期"，风险人群会出现一些**非特异性**的症状，包括睡眠障碍、烦躁不安的情绪、面对挫折和压力能力减弱、怪异的行为或打扮、不寻常的想法、注意力难以集中、个人卫生变差等，这些症状在焦虑障碍、抑郁障碍甚至正常人中也可能存在。同时，可出现一些**阴性症状**（孤僻冷漠、不愿与人交往、社交能力变差、做事情缺乏兴趣、显得麻木、对亲近的人缺乏关心与情感、思维变得不丰富、不能很好地胜任社会角色）；随后可能出现**轻微或短暂的阳性症状**（敏感多疑、怪异的想法、感觉环境不安全、夸大、幻觉等）。

一部分人的症状典型、突出，但是持续时间短，发作频率低；另一部分人症状不典型、程度轻，但发作频率稍高。在发病前一年，症状的数量和强度都会增加。一旦有以上前驱期的表现，需要提高警惕，建议到精神科就诊评估。

此外，我们还需要关注另一个风险人群——**"遗传高危人群"**。目前，精神分裂症被公认为一种多因素、慢性疾病，是遗传因素、个体心理易感素质、外部环境因素、既往成长经历等共同作用的结果。遗传因素在疾病发生中所起作用的程度被称为遗传度。精神分裂症的遗传度约为80%，即遗传因素在发病中所起作用很大，占80%；环境因素占20%。因此，精神分裂症患者的近亲属属于"遗传高危人群"。但是，并不是说精神分裂症患者的亲属就一定患病，也不代表家族里没有人罹患精神分裂症就一定不会患病。

研究显示，一般人群中精神分裂症的患病率在1%左右，而患者的亲属发病风险增加，其父母的患病率约为6%，同父同母的兄弟姐妹约为9%，子女在13%左右，同卵双生子（双胞胎，特别是长相相似者）的患病率则接近50%。在这部分人群中，即使未出现上述前驱期症状，但如果新出现了学业障碍、脑力变差或者工作能力明显下降等情况，也属于精神病前驱期，需要提高警惕。

如何进行前驱期干预

最理想的精神分裂症前驱期干预结果是，避免首次发病。具体如何做，我们将一些较有影响力与代表性的专家共识整理如下。

中国精神病临床高危综合征早期识别和干预——CSNP精神病性障碍研究联盟专家共识（2020版）

- 以认知行为疗法（CBT）为核心的综合治疗方案和以认知功能增强为目标的认知训练等，在业内逐渐得到认可。
- 以补充多不饱和脂肪酸（PUFA，如ω-3）为代表的营养补充方案，是安全性较高的早期干预方案，至少对部分人群存在潜在效果。
- 其他有希望的早期干预方式：神经调控、经颅磁刺激/直流电刺激、正念冥想治疗、家庭聚焦治疗、生活综合干预、瑜伽和有氧运动等。
- 有一定证据支持小剂量抗精神病药短期治疗可能有效，但考虑到安全性问题，不建议作为预防首次发作的首选治疗方案。一般只有在阳性症状明显影响患者功能的情况下，才考虑谨慎使用小剂量抗精神病药。
- 长期动态监测和随访。

欧洲精神病学协会（EPA，2015）

- 认知行为疗法作为首选。
- 当心理干预被证明无效时，如果患者出现严重和逐渐加重的症状，则应给予低剂量的第二代抗精神病药，主要目的是实现一定程度的症状稳定。
- 不推荐长期抗精神病药物治疗。
- 满足当前的个人需求，若出现人际、学业、家庭压力，给予帮助。处理共患的其他精神障碍，如抑郁症和焦虑症、物质滥用等。

英国国家卫生与临床优化研究所（NICE，2016）和《英国精神病学杂志》（BJP，2005）也提出了类似的建议。

综合以上信息，我们可以得出以下**前驱期干预策略：**

1．为公众提供心理健康教育，帮助他们学习识别阈下精神病性症状，鉴别出高风险人群。

2．鼓励高风险人群早期至精神科就诊评估，并长期动态监测和随访。

3．认知行为疗法为首选方案，其他心理治疗方法也可以考虑（如整合心理治疗、支持性咨询）。

4．不满足精神分裂症诊断标准的，不常规使用抗精神病药物。但如果出现症状急速恶化、严重自杀风险、针对抑郁的治疗无效、易激惹及敌意增加、造成对他人的风险等情况，可小剂量短期使用抗精神病药物。具体治疗方案在精神科医生详细评估后协商制定。

5．如伴发焦虑、抑郁、物质滥用等其他问题，可使用相应药物治疗。

6．营养补充剂（如ω-3脂肪酸）可能有效。考虑到其基本无副作用，可常规进行补充。可用于补充ω-3脂肪酸的食物包括鱼类（凤尾鱼、鲱鱼、鲭鱼、鲑鱼、沙丁鱼、鲟鱼、金枪鱼等）、植物油（紫苏籽油、胡桃油、亚麻籽油、菜籽油、橄榄油和大豆油等)、坚果,以及一些含ω-3脂肪酸的保健品。

7. 其他:有研究表明抗抑郁药也可能对预防精神分裂症的发展有作用。其他方案还包括神经调控、经颅磁刺激/直流电刺激、正念冥想治疗、家庭聚焦治疗、生活综合干预、瑜伽和有氧运动等。

一些额外的感受

作为一名医务工作者,笔者感受到大众对精神医学的认识在不断进步。之前有前驱期表现的人群通常不会来就诊,现在大众对精神疾病有了更多的认识,也愿意去探讨相关问题,所以就诊越来越早。

不过,目前仍有很多困难阻碍风险人群得到系统干预。我们发现,很多风险人群或家属依从性不好,即使意识到了问题,也很难规律复诊评估,可能一定程度上和病耻感有关,也可能与重视程度不够及侥幸心理有关。另外,医务工作者日常工作繁忙,即使遇到了前驱期人群,也可能由于相关知识储备不足、缺乏足够的时间,以至于不能细致地交代注意事项。此外,心理治疗服务资源紧张,虽然认知行为疗法是首选推荐方案,但可获得性较差。

笔者心中的理想状况是,假设一个人出现了风险表现,其本人或家人能够及时识别,主动寻求帮助,然后有医务工作人员来定期监测、随访,帮助患者整合各种资源,应对日常生活、学业、工作及家庭压力,提供必要的心理治疗和药物治疗。因此,笔者希望通过本文,能让更多的人了解精神分裂症的前驱期,如果存在相关问题,定期就医评估是自己可以做到的事。

参考文献

[1] 赵靖平,施慎逊. 中国精神分裂症防治指南[M]. 2版. 北京:中华医学电子音像出版社,2015.

精神障碍患者的居家护理
——重性精神疾病篇

郭 丹　北京大学第六医院

重性精神疾病是精神科常见的一大类疾病，主要包括以下六种：精神分裂症、分裂情感性障碍、妄想性障碍、双相情感障碍、癫痫所致精神障碍、精神发育迟滞伴发精神障碍。急性期患者经过系统住院治疗后症状缓解，后续治疗和康复大多数时间都需要家属的参与和支持。回归家庭是患者疾病康复、心理康复的延续，家人的关怀、支持与陪伴是患者坚不可摧的后盾。因此，家属良好的护理对患者的康复非常重要。那么，应该如何做好居家护理呢？本文针对重性精神疾病患者的居家护理注意事项进行介绍。

居住环境

为患者提供熟悉、温馨的居住环境；如果患者长时间住院，出院后亦应不做太大的调整，尽量保持住院前的布局。保持室内布局简洁，可在室内增加绿植、温馨的图画或照片、患者喜欢的书籍或摆件等，营造安静祥和的环境，从而有利于患者保持身心放松。尽量不放置有危险性的物品，如刀子、剪子等尖锐的东西，避免患者因一时冲动出现伤害自己或家人的行为。

心理支持

寻找患者感兴趣的话题，适度地与其增加沟通，了解其内心真实的感受。即使做不到完全感同身受，也要尽量体会和理解患者可能存在的不自信、担心、焦虑等消极情绪。对于患者的心理状态不指责、不批判，不用言语刺激、激怒患者。

如果遇到患病家人情绪波动，哭闹、烦躁，需冷静对待，在保证其自身安全的情况下允许他宣泄情绪，待其情绪稳定后尽可能表达自己对他的关心与爱护，可以给予拥抱等。家人的支持与陪伴是患者最重要的支撑与依靠。日常生活中多给予鼓励与表扬，帮助患病家人恢复自尊心及自信心，引导其认识自身疾病，树立战胜疾病的信心。

生活护理

充足的睡眠和良好的饮食对疾病康复至关重要。

督促患者规律作息，避免白天长时间卧床或睡眠。可以制定合理的生活计划，如增加户外活动，根据其体能特点适度进行体育锻炼。根据患病家人的兴趣爱好，学习相关知识或技能，陪伴或鼓励他积极参加活动，从而培养兴趣爱好。鼓励患者做简单、力所能及的家务，赞扬做得好的地方，对欠缺的地方给予相应指导，激励他的积极性，培养自理能力，养成良好的生活习惯。

保证营养丰富、搭配合理的饮食，避免单一或高热量饮食。督促或鼓励患病家人规律进食，避免暴饮暴食。

药物护理

家属可向专业医生咨询请教，了解药物治疗的必要性和重要性。掌握服药的注意事项、服药期间常见的不良反应，以及如何协助患者规律服药等小技巧。

若患者服药依从性较差，不记得具体的服药方法或时常漏服药，可先由家属代为管理药物，按照医嘱定时督促患病家人服药。了解患者对药物的担心和顾虑，给他充分的时间，通过耐心解释和鼓励，逐渐减少他对服药顾虑，协助其自主规律服药。

对于服药依从性好的患者，可将药物交由患者自行保管，但家人仍需督促患者按时按量服药，检查药物数量，避免过量服药及漏服药，并观察患者服药后的病情变化及不良反应。不论患病家人是否能做到规律服药，在出现明显的药物不良反应或病情波动时，都要及时寻求专业医生的帮助，都不可擅自为患者调整药物。

安全护理

家属可向专业医生请教患者在疾病影响下可能存在的安全隐患，以尽全力确保患者的安全。如当患者情绪不稳定时，可能出现毁物、自伤、伤人等冲动行为，日常生活中应将危险性高的物品更换为安全性高的物品，协助患者学习新的发泄情绪的方法，如运动、大喊、倾诉等。当患者存在幻听或被害妄想时，也可能会出现伤害自己或家人的冲动行为，此时应避免患者独处，确保家属陪伴身边，以保证其安全；同时，亦需及时就诊调整患者的治疗方案。

家庭是安全的庇护所，是补给能量的加油站。因此，重性精神疾病患者的家庭护理任重而道远！患者的疾病康复与家庭支持密不可分，这不仅需要家属的长期坚持与鼓励，更需要家属给予患者心理上的支持！陪伴患者，鼓励他不畏疾病、正确面对疾病；同时，帮助他提升幸福感，改善生活质量，增强自信心，勇敢地走向社会。

第七章

疑病症与躯体形式障碍

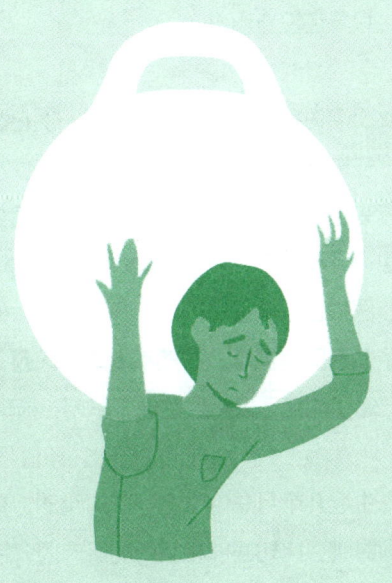

无病自忧也是一种病

易嘉龙　北京大学第六医院

健康是人类永恒的追求。自古以来，从马王堆出土的五禽戏到如今大妈们跳的广场舞，从服气食丹、各种食补到如今微量元素补剂、"纳米养生"，无不以"健身祛病"为目的。然而，也存在一个群体，他们总想给自己扣上一个"病"的帽子，遍访名医只为坐实自己"有病的事实"。

案例 1　医院来了一位中年男性，神情焦灼。他说自己胸闷、心前区不适，但心电图等检查一切正常。医生正想安慰他没有大问题时，他拿出了几张结果正常的心电图报告说："我的心脏肯定有病，只是还没查出来。"

案例 2　王女士平时很关注自己的健康。一次在微信上看到一条推送，说"皮肤癌都是由痣发展来的"。她想起自己的一个亲戚患皮肤癌去世，联想到自己身上也有几个黑痣，顿时大惊，怀疑自己也得了皮肤癌，寝食难安。第二天一早，她便到医院进行检查。医生告诉她没有问题，不必担心，但王女士仍然不放心，换了多家医院检查。虽然都没查出问题，但王女士越来越坚信自己患了癌症，只是目前处于早期，检查看不出来。

案例 3　张先生近几个月总感觉全身肌肉跳动，有时候不同部位的肌肉会同时跳，比如眼部和胳膊的肌肉同时跳动。双手、双脚也总有麻木感，并且他感到活动的时候不如以前灵活。因此，他怀疑自己患了"渐冻症"。之后，他千方百计地一口气挂了某知名三甲医院的三位顶级专家的号。第一位专家做了检查后，告诉张先生他身体没有问题。第二位专家同样认为没有问题，并告诉他不用再看了。第三位专家则不断询问关于焦虑的问题，并开出了抗焦虑药物处方。

类似的例子还有很多，有的患者总是担心患上诸如癌症、艾滋病、狂犬病等严重疾病。

💡 这种无病自忧的情况其实也是一种病，医学上称为"疑病障碍"或"疑病症"，属于精神障碍的一种。

疑病症患者是怎么想的

"我一定是患上了严重的疾病（搜集各种证据来证明），没有检查出来可能是仪器和医生的问题，或者疾病尚处于早期，但不治疗一定会发展成严重问题。其他人都不理解我，他们只会安慰我，但都不认为我真的病了，治疗这个事情还得靠我自己去争取。"

"病"是怎么想的

"你这是焦虑，我可不背锅！"

疑病症一般被认为属于焦虑的范畴。在第5版《精神障碍诊断与统计手册》（DSM-5）中，将疑病症和其他几种情况统称为"疾病焦虑障碍"。患者主要表现为**过度担心自己患有或出现某种严重的、未经诊断的躯体疾病。**

患者的痛苦主要源于对罹患某种疾病的恐惧，而不是源于躯体症状。这种恐惧并没有事实根据，即使相应体格检查和实验室检测结果均为阴性，该恐惧依然持续存在。该类患者没有躯体症状，或者仅有轻微的症状，且这些症状通常是对正常躯体感觉的曲解。

疑病症的病因

这个疾病的病因比较复杂,可能与儿童期病史、父母患病或父母过分寻求医学关注有关。

有一种模式认为,同时存在**焦虑症状**和**错误归因躯体症状**的人会反复求医。而无病的医学保证只能暂时缓解焦虑症状,并且反而会促使患者进一步寻求医学关注。

有的人了解到某个疾病,或者听到周围的人患某种病后,会出现过分的猜测,越来越关注自己躯体的感觉,看看有没有相关疾病的征象,并且会放大任何可能患病的证据。同时,他们还会选择性地忽略积极的信息,但对于支持患病的信息过目不忘,从而进一步肯定自己患病的想法。这个过程就像滚雪球一样,从开始的猜测逐渐形成对自己已经患病的坚信。

从心理学上看,疑病症往往是内心不安全感的一种转移,是病态心理防御机制的结果。

疑病症的诊断

那么,医学上是如何来判定一个人是否患有疑病症的呢?主要是从"无病"和"自忧"这两个方面来判定。

无病:首先我们要明确,身体确实没有问题,或者只有轻微的问题,而患者自认为有很严重的疾病(如只有浅表性胃炎,但患者认为自己患胃癌)。有很多患者在患了真正的躯体疾病以后,也会产生焦虑情绪,而这并不是我们说的疑病症。

自忧:长期相信自己患有至少一种严重躯体疾病,或认为身体有畸形或变形,尽管反复检查都不能找到充分的证据。患者总是拒绝接受多位不同的医生对其没有患病的判断和保证。

除了上述表现,我们也可以进行**一些检查来辅助判断**。比如简短健康焦虑量表（Short Health Anxiety Inventory）、疾病态度量表（Illness Attitude Scales）、Whiteley指数量表以及明尼苏达多项人格测验（MMPI）中的疑病量表，都可以反映疑病倾向。

疑病症的处理

如果发现有疑病倾向，应该怎么做呢？

首先，**不要轻信各种健康资讯。**在网络发达的时代，我们很容易获得各种健康资讯，但这些资讯的真实性参差不齐，老百姓也没有专业的能力来判断真伪。所以，自觉出现健康问题后，应当去专业的医疗机构看病，而不是自己上网检索。

当发现自己或别人在健康问题上越来越焦虑，甚至开始失去理性的时候，更应该及时**求助于精神科医生**。当然，很多人一开始并没有意识到或者不愿意去精神科就诊，那么当内外科医生建议精神科会诊的时候，请不要拒绝。

我们千万不要小看焦虑对健康的影响，很多时候焦虑比躯体疾病本身影响更大。即便不是疑病症，精神科医生依然可以解决很多由躯体疾病引发的焦虑问题，从而促进身心健康。

如果确诊了疑病症，我们可以通过**药物治疗和心理治疗**来康复，而且治疗效果往往很好。治疗的难点在于患者不认可是精神心理问题，不愿意接受相应的治疗。因此，需要对患者做大量的动员和解释工作，争取其能主动或者"半推半就"来精神科就诊。

当医生反复向我们保证"无病"但我们仍控制不住地"自忧"时，当我们在健康问题上过分焦虑时，请不要忘记，无病自忧也是一种病。将这种病交给精神科医生对付往往效果很好。切勿轻信网络世界里不耗费任何成本就可以肆意传播的"焦虑"，很多时候焦虑比躯体疾病本身影响更大。而我们要做的，是给精神科医生一个机会，也给自己一个不一样的选择与尝试。

参考文献

[1] American Psychiatric Association. Diagnostic and Statistical Manual of Mental Disorders[M]. 5th ed. Arlington: American Psychiatric Publishing, Inc, 2013. https://doi.org/10.1176/appi.books.9780890425596.

[2] Scarella T M, Boland R J, Barsky A J. Illness anxiety disorder: psychopathology, epidemiology, clinical characteristics, and treatment[J]. Psychosom Med, 2019, 81(5): 398-407. DOI:10.1097/PSY.0000000000000691. PMID: 30920464.

[3] Abramowitz J S, Braddock A E. Hypochondriasis: conceptualization, treatment, and relationship to obsessive-compulsive disorder[J]. Psychiatr Clin North Am, 2006, 29(2): 503-519. DOI:10.1016/j.psc.2006.02.008. PMID: 16650720.

[4] Semple D, Smyth R, Burns J, 等. 牛津临床精神病学手册[M]. 唐宏宇, 郭延庆, 译. 北京: 人民卫生出版社, 2006.

李 茜　　北京大学第六医院

"总是不舒服，又查不出毛病的病"
——认识躯体形式障碍

2019年，微信公众号"精神卫生686"制作了一系列精神疾病科普动画，其中一期**躯体形式障碍**介绍了一位"总是不舒服"但又"总是查无此病"的刘阿姨的故事。这个视频得到了广泛关注，有许多读者留言反映，困扰自己多年的问题貌似找到了答案，并希望多了解一些这个疾病。因此，今天我们再来谈谈这个疾病，增进了解。

躯体形式障碍是什么

躯体形式障碍其实是一组疾病的名称，这类疾病均表现有难以解释的躯体不适症状。患者往往因为躯体不适症状感到焦虑，非常关注身体，对阴性的化验检查结果以及医生反复做出的"无病"解释不能接受，甚至会因"查不出病因""看不好病"而埋怨医生，往往频繁换医生、换医院，反复要求检查。

因身体不适长期得不到缓解，患者本人非常痛苦，生活、工作等很容易受到影响；同时，又因患者频繁就医检查，造成了大量的医疗资源浪费。有一部分患者通过检查确实发现了一些身体上的"小问题"，但经过专业医生判断，这些"小问题"不能解释患者出现的不适症状。

躯体形式障碍患者饱受各种躯体不适的困扰，最初总是到综合医院的相关科室就诊，**是综合医院最为常见的一种精神障碍。**患者往往在"束手无策"的内外科医生的建议下来到精神科，而在此之前他们多已饱受疾病折磨数年。

躯体形式障碍有哪些表现

躯体形式障碍这组疾病具体包括躯体化障碍、未分化的躯体形式障碍、疑病障碍等几种疾病，它们各自又有一些不同特点。

之前视频中的刘阿姨属于"躯体化障碍"。这个病最突出的特点是存在多种躯体不适，常见的有各种疼痛及胃肠道不适，如头痛、背痛、口干、恶心、腹胀、腹泻、便秘等，还可以有心慌、头晕、皮肤麻木、烧灼以及一些性方面的不适等。这些症状持续、易变化，往往"按下葫芦起来瓢"。患者同样难以接受多名医生给出的"症状没有相应躯体疾病"的解释与保证。这个病往往在成年早期就出现了，女性更为常见，持续数年，给患者造成一定程度的社会和家庭功能损害。

未分化的躯体形式障碍患者躯体不适的主诉相对少一些，疾病对患者家庭及社会功能的损害也较小。

疑病障碍患者的躯体不适通常仅集中在身体的一个或者两个器官，比如以消化道或者心血管系统为主。此外，患者确信自己患有实际上并不存在的某种疾病，不能接受医生的生物医学解释，会通过反复检查试图证实他的信念。

躯体形式障碍的病因是什么

关于躯体形式障碍的病因，目前尚不明确。有研究提示其与遗传因素有一定关系；部分患者存在一定的社会心理因素，如不愉快的生活事件、心理冲突、情绪表达方式不良等，但患者可能会弱化这方面的原因或者不愿加以探讨。

我们可以尝试从情绪表达的模型来理解这个病。通常，情绪可以通过心理层面和生理层面来表达。心理层面的表达主要是通过语言、表情、行为、动作等方式将情绪表达出来；生理层面的表达则以身体感受为主，比如心慌、肌肉紧张、呼吸急促、疼痛、头晕、发冷发热等。躯体形式障碍的患者往往难以识别情绪或者长期过分压抑负性情绪，心理表达不足，生理表达代偿性地增加，身体成了患者情绪表达的主要载体，由此出现各种身体不适。

部分躯体形式障碍患者也可能存在一定的基础躯体疾病，但躯体疾病往往难以完全解释患者泛化和严重的不适感。因此，有针对性的躯体检查也是必要的，这样有助于排除躯体病因，避免漏诊和误诊造成病情延误，但应避免过度检查。

躯体形式障碍该如何治疗

躯体形式障碍的治疗是一个长期过程，无法"一蹴而就"。**治疗目标是减少躯体不适，减少不必要的就医、检查及治疗，减少对生活、工作等的影响。**心理治疗方面推荐认知行为疗法，简称CBT。CBT聚焦于患者的歪曲认知、不现实的信念等，帮助患者减少躯体症状、降低躯体不适的频率，改善社会功能。

药物治疗目前尚无充分的证据。部分研究发现抗抑郁药可能对躯体形式障碍患者有益。一些药物也会用于治疗躯体形式障碍合并的精神障碍，如最常见的抑郁症、焦虑症，往往会采用抗抑郁药来治疗；对于部分精神症状（如失眠），也会采用一些对症药物治疗。

躯体形式障碍患者如何自我调节

除了积极接受上述心理治疗和药物治疗外，在生活中，患者要注意学会通过心理层面来表达情绪。比如学会识别、体察及描述自己的情绪，及时向家人及朋友倾诉；学会在生活环境中通过行为表达情绪，比如运动、唱歌、哭泣等，或者通过书法、绘画、写日记、手工制作等文学艺术方式表达。此外，患者要学会丰富生活，寻找兴趣爱好，主动创造积极情绪，获取生活乐趣，减少对身体的关注。

最后，还想跟患者的家人叮嘱几句，虽然查不出躯体疾病，但患者的不适感是真实的，甚至比躯体疾病患者的不适感更强烈和持久，这种感受是非常痛苦的，并不是"装病""矫情"等。因此，家属要理解及肯定患者的不适感，多倾听，少争辩，少说教。家人的支持是患者获得康复的重要力量！

高慧敏　　北京大学第六医院

"医生，我到底得了啥病？"
——躯体症状及相关障碍

"我现在一站起来就头晕，晕得我不会走路、腿软。最厉害的时候，我整天都只能在床上待着，头疼，也说不上具体哪儿疼，但就是疼。胃也难受，感觉里面有东西顶着、拧着，吃不下去饭。去协和医院、宣武医院、同仁医院都看了，做了一堆检查，头的片子、血管超声都做了，都没啥问题，医生说是美尼尔（梅尼埃病），可治了半年多一点效果也没有。后来胃也不好了，恶心，去做了胃镜，做胃镜可真是太受罪了，医生说没啥事儿。心脏有时候还难受，一揪一揪的，难受起来就想往厕所跑，就差做冠脉造影（冠状动脉造影）了，我还约了肠镜。后来我还去看中医，但喝汤药也没啥用，一身一身地出汗。后来一个协和医院的大夫看我查了这么多就让我来北大六院看看。大夫，你说我这还能是啥病……"

说出这番话的是戴着碎花头套和颈托、满面愁容的张阿姨。

在综合医院的心内科、消化内科和神经内科，活跃着这样一群患者，不是这儿疼就是那儿不舒服，各个科室到处看病，对检查依从性极好，甚至一般的检查都满足不了，做冠脉造影的大有人在。根据报道，北京市和湖南省的三甲医院躯体症状群检出率约为27%～37%，内科医生把这类患者的病症叫作医学难以解释的症状。

在过去的报道中，这类患者多为女性，但随着时代的发展，越来越多的男性也加入了这个行列。这些患者有一些共同的特点，比如认真细致，没得过什么大病，对身体不舒服非常紧张，还喜好研究"百度"和药品说明书。有经验的内科大夫在看到这类患者的时候，通常会建议他们到精神科就诊；家人有时候也发现他们的身体不适好像时好时坏、说来就来，跟一般生病不一样。

疾病学特点

早在19世纪80年代，精神病学家W. Stekel和心理学家弗洛伊德都描述过类似的病例，可能经历了严重的生活事件之后开始出现身体不适，而对所经历的精神痛苦彻底遗忘。从第3版《美国精神障碍诊断与统计手册》（DSM-Ⅲ）开始，这个诊断分类首次进入精神障碍诊断分类标准，叫作躯体形式障碍，主要包含躯体化障碍、疑病症、分离转换障碍、做作障碍四大类。

随着对这一现象的认识不断加深，根据最新的第5版《美国精神障碍诊断与统计手册》（DSM-5）诊断标准，躯体形式障碍改名为躯体症状及相关障碍，主要包含躯体症状障碍、疾病焦虑障碍、转换障碍和做作障碍。只要存在躯体不适的感受，严重影响生活质量，客观检查无阳性发现或痛苦程度无法用身体疾病完全解释，很难接受医生的建议且持续6个月以上，即可满足本疾病的诊断标准（说明：诊断限制从过去的成年早期起病、至少持续2年，变更为无起病年龄限制，持续6个月以上）。

对病因的理解也不再是简单的心身二分法，而是将大脑视作一个整体，一个整合生理活动和心理活动、生成行为指令的器官，是人的中央处理器。这个病虽然表现为身体有不适的感觉，但归根结底可能是"司令部"的功能出现了异常。

干预策略

对于这类疾病，首先要达到的目标是让患者接受有效的治疗，早日脱离苦海，而**不要纠结于"到底为什么"**。有定性研究总结患者具有以下特点：对疾病理解程度低，否认躯体症状由心理疾病导致，担心药物副作用或成瘾性，难以坚持长程规律服药，沮丧无助的负性情绪明显。以上特点均可能对治疗依从性造成潜在不良影响。因此，对于接诊的内科医生和家属来说，真正的难点在于如何让患者接受精神卫生服务。下面分享一个"三步法"，手把手教您怎么把患者带到精神科。

第一步：聚焦痛苦，加深理解

认同患者的痛苦感受。注意，这里的痛苦指的是感受，而不是引起不适的疾病诊断名词或者症状。我们不需要同意患者认为自己生了重大疾病这个想法。试想一下第一次失恋的感受，可能是"心脏疼"，还有歌曲里唱"想念是会呼吸的痛"；此外，打工人看到总是做不完的工作，头又疼了起来。此时，引起我们难受的并不是那个部位的疾病，而是源于很多过往经历带来的万千"虚拟"痛苦"实体化"了。

从某种意义上讲，这就是我们的大脑作为司令部处理超负荷痛苦的一种正常程序，并不稀奇。因此，躯体症状障碍患者身体的痛苦感受是客观存在的，只是感受的来源不完全是所在身体部位的疾病，而且不受主观意志的支配。它不是靠"想"就出现的，也不能够靠"不想"就解决。

第二步：解析痛苦，分而治之

如何正确地求助呢？首先，需要分析一下这些痛苦感受的来源是什么。大致可以分为两个部分：一部分是身体不适本身，另一部分是对"身体不健康"产生的负性预期。对于第一部分，身体不适对应的部位已经进行了反复多次检查，多名医生一致表示问题不大。如果用电脑或者智能手机作比喻，就是硬件没大事儿，软件有问题。那么频繁检查硬件的必要性就没有那么大了，不仅花钱、折腾、活受罪，还解决不了问题，事倍功半。

那么要彻底放弃对身体的关心吗？倒也不用这么决绝。研究发现，有0.1%~0.5%的躯体症状障碍患者真的存在严重躯体疾病。至于这其中的因果关联，仍然是科学没有了解清楚的领域。那么该怎么办呢？降低频率定期体检就好了，比如6个月检查一次。

另外一部分就是负性预期带来的精神负担，通俗点理解就是"心态崩了"。此时，是不是真有病似乎已经不重要了，对疾病后果的担心害怕带来了加倍的痛苦。如果查出来的毛病产生了1分的难过，担心害怕占了剩下的9分，那么与之相伴的焦虑抑郁情绪能把这个分数翻倍到99分。如何应对焦虑抑郁情绪，恢复好心态呢？那就是精神科的看家本领了。

第三步：消除顾虑，逐级诊治

很多人，特别是上岁数的老年人，会有这样的担忧，觉得看精神科就代表自己成了精神错乱的人，名声不好。其实，精神科看很多疾病，比如睡眠不好、心情不好、智力不好以及说不上来哪里不好。对此，可以发动周围有过就诊经验的亲朋好友，现身说法。如果解释和陪同仍然不能消除患者的顾虑，现在很多三甲医院都设有心理科，可以到心理科进行评估和处理。

希望上面三步能够帮到你。至于张阿姨，经过4周系统、规律的药物治疗，她一步步摘下了颈托，摘下了头套，头不晕了，走路也有劲儿了。目前，张阿姨还在坚持服药，坚持定期复诊。

参考文献

[1] 张雅楠，金超，宁亮，等．综合医院心内科门诊心理障碍患者躯体化症状的临床特征及相关因素[J]．中华心血管病杂志，2019，47（11）：907-912．DOI:10.3760/cma.j.issn.0253-3758.2019.11.010.

[2] 杨祥云，李占江，王鹏翀，等．北京市综合医院门诊成年患者多躯体症状检出率及症状特点分析[J]．中华精神科杂志，2019，52（4）：253-260．DOI:10.3760/cma.j.issn.1006-7884.2019.04.004.

[3] 赵晓晖，魏镜，李涛，等．躯体症状障碍患者临床特征分析[J]．中华精神科杂志，2019，52（4）：247-252．DOI:10.3760/cma.j.issn.1006-7884. 2019.04.003.

[4] 杨程惠，周波，周凡，等．躯体症状障碍患者疾病认知的质性研究[J]．中华行为医学与脑科学杂志，2019，28（10）：898-902．DOI:10.3760/cma.J.issn.1674-6554. 2019. 10. 007.

[5] Henningsen P. Management of somatic symptom disorder[J]. Dialogues Clin Neurosci, 2018, 20(1): 23-31. DOI:10.31887/DCNS.2018.20.1/phenningsen. PMID: 29946208; PMCID: PMC6016049.

[6] 陆林，沈渔邨精神病学[M]．北京：人民卫生出版社，2018．

[7] 许又新．精神病理学[M]．2版．北京：北京大学医学出版社，2011．

[8] American Psychiatric Association. Diagnostic and Statistical Manual of Mental Disorders[M]. 5th ed. Arlington: American Psychiatric Publishing, Inc, 2013. https://doi.org/10.1176/appi.books.9780890425596.

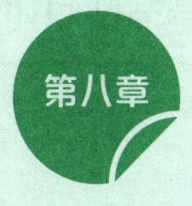

第八章

精神活性物质依赖

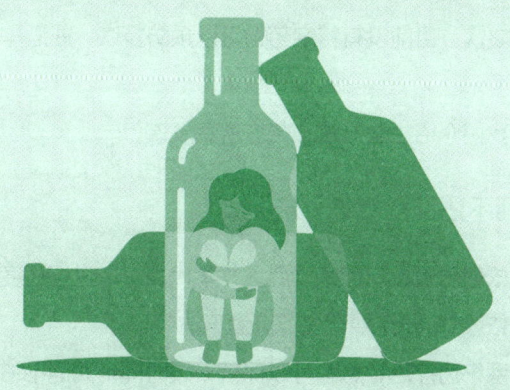

酒精依赖患者春节期间如何避免复饮

王晓丝　黄剑　北京大学第六医院

告别酒精依赖

春节是合家团圆的日子，亲友相聚免不了开怀畅饮。俗话说得好，"感情深，一口闷""饺子就酒，越喝越有"。但是，对于酒精依赖患者和家属来说，在这个传统佳节您可要敲响警钟了，小心饮酒导致戒酒后复饮！每年春节假期过后，都是酒精依赖患者就诊的高峰期。（关注微信公众号"精神卫生686"，了解什么是酒精依赖，见《精神卫生系列科普动画第十二集：酒精依赖》。）

研究发现，戒酒1年内的复饮率高达60%~80%。造成酒精依赖患者复饮最重要的因素是对酒精的渴求，也就是"心瘾"。除酒精本身外，与酒精相关的环境因素、心理社会因素等也会诱发患者对酒精的渴求，导致复饮。目前没有特定药物可以预防复饮，戒酒需长期的坚持及帮助。

下面我们介绍一些方法，帮您避免复饮。

记住滴酒不沾，远离第一杯酒

酒精依赖患者在治疗好转后，并不代表可以进行适度饮酒，要想摆脱"酒精依赖"，一定要记住**"滴酒不沾"**！

经过系统治疗后，患者可以保持一段时间内滴酒不沾，但当遇到家庭聚会、朋友聚餐等场合或者个人遇到困难时，可能又会开始喝酒。喝酒一旦开始，就很难停止！酒精依赖患者大多都尝试过有控制性地喝酒，比如控制酒量或换喝低浓度酒，但最终还是会失控。因此，**春节期间应尽量远离饮酒场合，最大限度地减少有可能造成复饮的环境刺激**。

如果有些场合避免不了，最好能提前准备好拒绝喝酒的理由，能够直接说出"戒酒了"最好；如有顾虑，也可以考虑说身体不好。

💡 聚会的场合，家属一定要陪同，戒酒早期的监督非常重要。

纠正错误认知，改变不良习惯

改变对饮酒的错误认知，认识到饮酒造成的危害。经常问问自己：喝酒真的只是无伤大雅的爱好吗？不喝酒就会损害社交关系吗？饮酒是否为进餐必备？不喝酒就无法尽情享受友情或美食吗？

💡 尽量不要让自己饿着肚子。饥肠辘辘时，人喝酒的冲动会更为强烈，这时可以吃点水果或小点心。日常进食要规律，既要清淡，又要保证营养。

培养兴趣爱好，充实假期生活

戒酒后如何安排空余时间呢？尤其是在春节这样的长假。**可以培养新的爱好、安排丰富多彩的活动，以充实时光。**

如果喜欢活动，可以选择散步或快走，去未曾到过的地方，还可以逛博物馆或画廊、摄影等；此外，可以游泳、跑步、骑自行车、练瑜伽或进行其他运动。

如果喜欢安静，可以选择阅读一些感兴趣的书籍、看电影或练书法，还可以着手处理忽略已久的家庭杂务，如整理衣柜、房间，或处理我们拖延很久的事务等。

改变社交圈子，结交新的朋友

远离原先喝酒的"朋友"，结交新的朋友，比如有相同兴趣爱好的人。同时建议与戒酒患者建立良好的关系，不断强化戒酒的动机。

警惕情绪波动，做到合理调节

很多患者戒酒后存在焦虑、抑郁、愤怒、烦躁、易激惹等负性情绪，这些情绪会增加对酒精的渴求，在其驱使下部分患者会再次端起酒杯。因此，**当遇到个人困难或生活事件时，可以主动向他人倾诉，寻求帮助，正确宣泄情绪。**

写日记也是一个不错的选择，可以把每天遇到的事情、自己的应对方式及事件过程中情绪的变化完整记录下来。

规律作息，充足睡眠

春节期间应按时休息，保证充足的睡眠，不要熬夜，不要黑白颠倒，以免精力和体力难以恢复。入睡困难者，白天应缩短卧床时间，适当增加活动量，减少午睡时间。

很多患者都有失眠的情况，应及时到正规医院就诊，切不可饮酒助眠。

给予心理支持，做坚强的后盾

💡 春节期间，酒精依赖患者的家属要起到良好的引导、监督作用，避免其接触饮酒的环境。

若患者出现复饮情况，应及时带其到医院治疗。不可在家自行戒酒，以免出现戒断症状，严重时危及生命。

家属还应积极学习预防复饮的方法，建议定期参加嗜酒者家属会议，获得知识和情感支持。此外，应了解患者的内心需求，增加对其的理解，给予关心、支持与鼓励。

💡 让我们共同努力，度过一个愉快、平安、祥和的春节！

参考文献

[1] 陆征. 春节期间酒精依赖患者"扎堆"住院[N]. 保定晚报, 2015-02-26.
[2] Farabee D, McCann M, Brecht M L, et al. An analysis of relapse prevention factors and their ability to predict sustained abstinence following treatment completion[J]. Am J Addict, 2013, 22(3): 206-211. DOI:10.1111/j.1521-0391.2012.00328.x. PMID: 23617860; PMCID: PMC4437594.
[3] 樊运莉, 王军凯, 李芹, 等. 冲动性不同维度对酒依赖患者复饮的影响[J]. 精神医学杂志, 2019, 32（2）: 92-95. DOI:10.3969/j.issn.2095-9346.2019.02.003.

        王鑫鑫   北京大学第六医院

酒精依赖患者的护理
——黄金72小时

酒精依赖（alcohol dependence）俗称"酒瘾"，是由反复或持续性饮酒所致的失调节性障碍。核心表现为个人对酒精强烈渴求，导致无法自控饮酒频率及饮酒量，饮酒优先于其他活动，以及尽管已经因为饮酒导致伤害或不良后果，却仍然持续饮用。也可出现躯体性依赖——越喝越多。

酒精依赖个体常**有戒断症状——长期大量饮酒者停止或减少饮酒后所出现的一系列躯体和精神症状。一般在断酒4～6小时后发生**，48～96小时达到高峰，多数之后逐渐减轻。戒断反应如洪水猛兽一般，摧毁人的躯体，吞噬其理智，消磨其定力，存在很大的风险。因此，建议酒精依赖患者不要在家自行戒酒，而要到精神专科医院住院戒酒。

接下来，让我们一起了解酒精依赖及其戒断症状。

案例 小张42岁，大量饮酒18年。年轻时因工作及社交需要频繁饮酒。随时间推移，其饮酒量逐渐增大，每次饮60度白酒一斤及多瓶啤酒。因体检发现血脂、肝功能异常而自行戒酒。戒酒后出现失眠、坐立不安、腿抖、视物模糊，同时有心烦、兴趣减退、拒绝与人接触等表现，饮酒后症状缓解。为解决上述问题，小张多次入院治疗，被诊断为酒精依赖综合征。

小李38岁，间断饮酒17年，大量饮酒5年。5年前，小李因家中变故，通过大量饮酒缓解不良情绪，且饮酒量逐渐增加，每日约饮56度白酒700 ml及啤酒若干。他曾尝试戒酒但以失败告终，原因为不饮酒会出现手抖、心慌、紧张害怕、出汗、焦虑等问题，饮酒后缓解。为寻求治疗，小李选择住院，被诊断为酒精依赖综合征。

小张和小李都在戒酒后出现震颤、心慌、烦躁、焦虑、抑郁等表现，其实这些均为戒断症状。

戒断症状的具体临床表现：

1. 自主神经功能亢进：多发生在断酒后6～12小时，超过50%的患者会出现该反应。主要表现为手抖、出汗、恶心、焦虑、心跳加快、呼吸急促等。
2. 精神症状：焦虑、抑郁、烦躁、坐立不安。
3. 癫痫发作：通常为大发作，多发生在断酒后12～48小时，第一次发作后4～6小时可能再次发作。
4. 震颤谵妄：多发生在断酒后48小时，发生率约为5%，死亡率为25%～50%。表现为高热、大汗、意识模糊、幻视、兴奋性增加、言语障碍、睡眠颠倒，最重要的指征为全身肌肉粗大震颤。如不及时治疗，患者可能死于肺炎、心力衰竭、肝功能不全等躯体并发症。

戒断症状轻则损害患者的身心健康及社会功能，重则导致死亡。那么，在精神科病房的护理过程中应该注意哪些内容呢？

随时观察患者的躯体表现及情绪波动

首先观察患者的整体状态、面容、步态等，做好护理评估。对于发生或可能发生戒断症状的患者，要将其安置在护士视线可及的病房，保证病房安全，请专业人员随时陪护，定时监测生命体征，加强巡视。

做好患者的基础护理

1. 饮食护理：对于食欲减退、恶心、呕吐的患者，应为其提供富含维生素B_1、维生素B_{12}、叶酸和脂肪酸的食物，如鱼类、畜禽肉类、鸡蛋、豆类、绿色蔬菜、水果等。同时，重点关注患者的进食情况，有吞咽困难者，给予软食，防止噎食、呛咳等。严重呕吐而无法进食者，由护士协助进食。做好饮食记录，必要时给予静脉补液。

2. 皮肤护理：对于高热、大汗的患者，应定时更换衣物，保持皮肤和床单清洁、干燥、舒适，勤观察皮肤状况。对于皮肤瘙痒的患者，除给予药物治疗外，护理上给予心理安抚。

3. 睡眠护理：对于因戒断反应而失眠的患者，为其提供安静、舒适的睡眠环境，指导其建立规律的作息，尽量白天不卧床，适当运动，放松心情，避免其他刺激。

4. 安全护理：对于震颤、意识障碍的患者，注意防跌倒，请陪护随时跟随。定时检查以确保安全，加强危险物品管理，严禁酒精、刀具、绳子等危险物品进入病房。

5. 生活护理：对于手指震颤、心慌、头晕、走路不稳的患者，应协助其完成洗漱、进食、沐浴、如厕等基本生活活动，以免发生意外。

针对症状给予精准护理

1. 对于焦躁、易怒、惊恐、谵妄的患者，要遵医嘱对症给药，确保药物当场服下，严防藏药。密切观察患者的言行举止，防止外逃和冲动伤人。接触中注意与患者的沟通方式，要语气和缓、态度和蔼；对于不配合的患者，在坚持原则的同时要正确疏导，避免直接发生冲突。

2. 患者癫痫发作时，要确保周围环境安全，松开患者衣领和裤带，保证患者呼吸顺畅。避免用力按压患者肢体，以免骨折。痉挛时可用开口器打开口腔，放入压舌板防止舌咬伤，牙关紧闭时不要强行撬开，防止牙齿松动脱落。保持呼吸道通畅，必要时吸痰、吸氧，随时观察患者呼吸、心率；如有异常，及时通知医生。

3. 患者出现幻视、幻听时，可能感到惊恐或出现冲动行为。应及时安抚其情绪，通知医生，同时由专人看护，密切观察其行为举止及情绪波动，防止冲动伤人及自伤行为。

4. 患者戒断反应严重，出现全身肌肉粗大震颤、谵妄时，要立即通知医生对症处理，密切观察患者生命体征，保持其呼吸道通畅，同时保证环境安全，严防摔伤、自伤。

5. 对于伴有焦虑、抑郁、易激惹等症状的患者，要给予心理护理。指导并教会患者进行正念练习，通过冥想、放松呼吸和肌肉等方法，放松心态，缓解不良情绪。也可以采用听音乐、看电视、阅读等方式转移注意力。

戒酒不能一蹴而就，但也不会难于登天。请相信，只要坚持科学、正规的治疗，通过患者、医护、家属和伙伴的团结协作、共同努力，一定会安全、平稳地成功戒酒，"拨开云雾见天日，守得云开见月明"。

参考文献

[1] 郭延庆. 精神障碍护理学[M]. 北京：北京大学医学出版社，2009.

[2] 刘哲宁,杨芳宇. 精神科护理学[M]. 北京：人民卫生出版社,2017.
[3] Day E, Daly C. Clinical management of the alcohol withdrawal syndrome[J]. Addiction, 2022, 117: 804-814. DOI:10.1111/add.15647.

邱宇甲　　北京大学第六医院

毛姆小说中的"酒精依赖"

酒精依赖，作为一种慢性复杂性脑部疾病，一直以来多被误解。酒精依赖患者本人及其家人对这个病缺乏了解，这大大降低了疾病得到有效治疗和康复的可能性。今天我们从文学作品中来进一步了解这个疾病的相关知识。

英国著名小说家毛姆（1874—1965）创作的短篇小说《赴宴之前》，形象地描绘了一位酒精依赖患者的生活以及家人对他的态度。

女主角，中年妇女米莉森特，着急嫁人的时候遇到了急于结婚的大叔哈罗德。

> 哈罗德可以说流利的马来语，他那发号施令时的气派与威严，让她深深折服。她时不时走进法庭，去看他如何查案问案。他处理的政务繁杂多样，而且精明能干，她不由得心生敬意。辛普森先生告诉她，哈罗德对当地人了解深刻，不比任何人差。他意志坚韧，处事干练，为人幽默。和这些胆小、多疑、报复心重的马来人打交道，幽默是必不可少的。

可以见得，哈罗德不饮酒的时候是很有魅力的。但婚后米莉森特渐渐发现，自己的丈夫是一个"酒鬼"。

> 他每天晚上睡觉时，习惯带上一瓶威士忌，次日天未亮就喝得

一干二净。布政司警告他说,如果他不戒酒的话,他就只能引咎辞职了。他哀求布政司再给自己最后一次机会。

这就是<u>终日与酒为伴,生活以酒为中心,忽视更为重要的工作。</u>很多酒精依赖患者在康复之后或者成瘾之前都是家人眼中的"好人",比如在哈罗德清醒的时候,米莉森特很欣赏丈夫工作时的专业和精明,他也具有出色的能力。但是成瘾之后、戒酒之前,他像完全变了个人似的,自私、偏执、冲动、不可理喻、鼠目寸光……所有贬义词都能和他酒后的样子匹配起来。

她都不知道是凌晨几点了,哈罗德蹒跚着走进卧室时将她吵醒了。她默不作声。他决定在睡觉前洗个澡。浴室就在卧室的下面。他下了楼梯,朝浴室走去。显然,他滑了一跤,因为传来了稀里哗啦的声音,他的嘴里还骂骂咧咧的。接着,他剧烈呕吐起来。她听见他用一桶桶的凉水冲洗着身子。过了片刻,他走出浴室,这次非常小心,爬着楼梯,悄声上床。米莉森特假装睡着了,她感到恶心极了。

哈罗德酩酊大醉,她拿定主意要在早上说一说这事。可是到了早上,哈罗德又变得堂堂正正起来,她对要不要提酗酒一事变得犹豫不决了。八点钟的时候,哈罗德和她,还有两位客人,坐下来吃早餐。哈罗德朝餐桌环视了一下。

"把麦片粥拿来,"他说,"米莉森特,客人吃早饭时,可能还需要伍斯特沙司酱,我想不出他们还想吃点别的什么。我自己就将就着喝点威士忌和苏打水了。"

两位自然学家哈哈大笑,但又有点不好意思。

"你丈夫的酒量太吓人了。"一位客人说。

"你们初来乍到,要是不让你们大醉而归,我就觉得没有很好地尽地主之谊了。"哈罗德说话中,透出行事应酬中那一贯周到体面的做派。

酒精依赖患者反复在醉酒、短暂的清醒、寻找契机饮酒这个循环中起起落落,而家属对其不断地升起希望,而又不断遭到残酷现实的当头棒喝。短暂的清醒和宁静对于家人来说弥足珍贵。

她本来准备好了在愤怒的痛斥中对他严词相劝,但是却突然放声大哭起来。她瘫倒在椅子上,掩面哭泣。哈罗德看了她一会儿,随后眼泪也从自己的脸颊上滴落下来。他伸开双臂朝她走去,重重地跪在她的面前。他抽噎着,用双臂搂住了她。

"原谅我吧,原谅我吧,"他说,"我答应你,我再也不会这样了。这都是该死的疟疾给闹的。"

"真是太丢脸了。"她呻吟着。

他却像孩子一样哭着。原本一个威风八面的大男人,此刻却如此纡尊降贵起来,那情形真是令人感动。过了一会儿,米莉森特把头抬起来。哈罗德用哀求与悔恨的目光,迎着她的目光看去。

"你向我保证,从此以后滴酒不沾,行吗?"

"行,行。我也痛恨这个坏毛病。"

直到这时,她才告诉他,自己已经有孕在身了。他听后喜出望外。

"这可是我朝思暮想的大好事啊。它会让我改邪归正的。"

她就要离开他六个星期,而他则信誓旦旦地答应,在她外出期间,他绝不喝一滴酒。他将双手搭在了她的肩膀上。

"我是从不食言的,"他郑重地承诺道,"即使没有这样的承诺,我怎么能在你经受分娩痛苦期间,随意胡作非为来徒增你的烦恼呢?"

……

她最担心的事情莫过于自己离家期间,丈夫再也难以抵御酒瘾的袭击。她赶紧带着孩子和保姆回家了。汽艇快到码头的时候,她焦虑不安地朝岸上看去。哈罗德和辛普森先生正站在那儿。士兵们排着整齐的队列。她的心猛地往下一沉。因为,哈罗德微微晃动着身体,就像一个人站在摇晃的小船上,正竭力保持着平衡。她心里清楚,他喝醉了。

……

"哈罗德不在起居室内。我叫了他一声,但是没有回应。我很失望,因为我多么希望他就在那儿。我走进卧室,只见哈罗德根本没有出门,正躺在床上呼呼大睡。这让我感到相当有趣,因为他总是假模假样地说,他从来不在下午睡觉。他说,白人养成这个习惯毫无必要。我轻轻地走到床边,想跟他开个玩笑。我打开蚊帐,只见他仰面躺着,身上只盖着条纱笼围裙,他的身旁放着一个空威士忌酒瓶。他喝得烂醉如泥了。

"他的酗酒恶习又一次复发了。我这么多年的百般努力都化为泡影。我的美梦破碎了。一切都已无可救药,我不禁怒火中烧。"

酒精依赖患者的家属很多时候希望从患者口中得到信誓旦旦的保证,并信以为真。而这种压力很多时候患者无法承受,因为饮酒这件事,==但凡达到成瘾的程度,就已经是大脑的病理改变来控制人的行为了。==所以,不管患者发下什么毒誓,都变成了形式上的自我安慰或对家人的安抚,因为==誓言和意志力都无法控制和改变疾病本身。==

而誓言变成谎言后,失望会让家人怒不可遏,整个家庭中充斥着愤怒、怨恨、委屈等各种负性的情绪。这对于患者的戒酒、对于家属提供帮助,都是雪上加霜,推动着患者继续求助于酒来消解自己对心理冲突和对家庭关系的无能为力。家庭关系的张力像绷紧的弦,一触即崩。

"他对我说,如果我全力支持他的话,他愿意再次戒酒。我们决心共同努力,帮助他把酒瘾戒掉。戒酒的过程相当艰难。当他酒瘾发作的时候,他就来找我。你们知道的,他本来是一个相当自负的人,但是在我面前,他却表现得非常谦恭,很像是个孩子。他离不开我了。也许他和我结婚的时候并不爱我,但是打那时起,他爱我了,爱我和女儿。我曾经恨他,因为酗酒所带来的耻辱。他醉酒的时候还要竭力保持威仪和举止,那样子真是令人厌恶。不过现在,我内心出现了奇怪的感觉。那不是爱,而是莫名的羞涩与温情。他不仅仅是我的丈夫,他也像是一个长期以来我操心费神带大的孩子。他因我而感到非常自豪。"

有时候酒精依赖患者与配偶或父母的关系非常复杂,一方面家属希望有一个平静的生活和清醒的家人,另一方面却会用种种行为来钳制患者的成长。比如家属放弃自己生活的希望,得过且过,消耗生命;或者用自残来逼迫对方做出改变;或者对患者犯的过错一味忍让,用溺爱来包容。毛姆非同寻常地洞察了人性——这个疾病造成家人的关系爱恨交织,正如文中所现。

这篇小说的结尾非常悲惨,妻子怒不可遏,无法再忍受周而复始的被欺骗和希望落空,最后亲手杀死酒后昏迷不醒的丈夫。但现实生活中,我们不希望悲剧发生,家属是有很多可为之处的。比如,在患者愿意接受治疗之前,家属可以先去认识、了解这个疾病,不对患者唠叨,反复说教可能会导致对方撒谎或做出一些不会兑现的虚假承诺;先学会爱自己,为自己的生活质量负责,同时也把患者应尽的责任还给他们,而不是替他们解决所有问题;寻求家属互助会的帮助……

酒精依赖和其他慢性疾病一样,与道德无关,而是与生死相关的健康问题,需要科学地看待和治疗。只要不放弃治疗,也可以像康复者们一样,过上清醒的人生。

参考文献

[1] 毛姆. 赴宴之前(毛姆小说精选集)[M]. 罗长利, 译. 北京: 北京联合出版公司, 2017.

"公共卫生"中我们能做的一件事
——写在"世界无烟日"

邱宇甲　北京大学第六医院

原本热闹欢腾的春节遇到了新冠肺炎,抗疫的过程中我们除了记住了武汉人民的大义——舍小家、顾国家,以及医务人员的大爱、奉献、英勇、担当,还看到中国政府硬气地展示了国家应对突发公共卫生事件的能力。在大家对"公共卫生"字眼余温未退之际,我们迎来了一个公共卫生相关的纪念日——"5·31"世界无烟日。

今天,我们就一起聊聊这个与公共卫生密切相关的话题——吸烟和戒烟。

认识吸烟这件事

开会时您是否曾看到过吸烟者每隔2～3小时就到处找吸烟区的迫切?不吸烟的人可能无法理解那种焦躁、急切;但如果您也是吸烟者,那么可能会很理解,那也是您曾经有过的感受。那时,身体和心理都起了反应(**戒断症状**),是一种"瘾",此刻需要**立即、马上**锁定一种成瘾物质——尼古丁。

尼古丁进入身体的时候往往还有其他一些事情正在同时进行,比如玩命修改客户提出的程序bug(错误)、和朋友社交、惬意而小资地在客厅品尝新品咖啡等。因此,当类似事情再一次出现时,大脑也同时启动了寻找尼古丁的扳机(**渴求**)。吸烟者吸烟时手里或嘴里会有一些习惯动作,比如吸入和呼出烟气的动作。当这些习惯消失时,他们会想念这种动作,觉得空落落的、不知所措。

吸烟越多,大脑就会越适应,并且发生改变,产生更多受体来"收纳"尼古丁。在受体增加的过程中,会需要越来越多的尼古丁来让自己达到"平衡"、舒服、正常的状态,这个过程叫作**耐受性增加**——就是越吸越多。这是所有成瘾过程的特点之一。

下面这些角度可以帮助我们理解吸烟者:

- 他们对香烟有渴求、渴望。
- 他们吸烟从来不会三思而后行。
- 他们吸烟的时候大脑选择性关注吸烟的好处而非危害,这在心理学上也被称为"合理化"。
- 他们有选择地找一些允许他们吸烟的朋友、工作、活动,同时回避那些反对或禁止他们吸烟的人和环境。
- 他们知道足够多"对"的理由来戒烟,但还是会一直吸烟。

吸烟的"好处"

吸烟会让吸烟者跟烟友更亲近,他们通过一起"吞云吐雾"来吐槽、思考、沉默或者谈笑……总之,在烟雾缭绕中,两个人可以从陌生立马走到同一个队伍中。在酒店的露天吸烟区,不管是身家上亿的CEO(首席执行官),还是来见客户的职员,此刻,他们心照不宣,手里的古巴雪茄和小报亭买来的平价香烟都是一个味儿,它的名字叫"享受"。

除了亚文化,吸烟确实有一些"好处":吸烟让人获得尼古丁带来的快感,那种感受与音乐家听到悦耳的曲子、资深吃货品尝到饕餮盛宴不相上下。它还让人宁静、平和,不再那么焦躁不安。

当然上面种种好处在高举戒烟大旗的民众眼中,全部都是以下弊端的前兆,也全是饮鸩止渴。

吸烟的害处

好像没有人真的不知道吸烟有害,幼儿园里5岁的孩童也会说吸烟不好。那我们就说一些大家不一定知道的真相吧。

中国男性吸烟量占全世界的1/3。2010年全年死于吸烟相关疾病的国人有100万；按照现在吸烟率的上升趋势，预计到2030年将有200万人死于吸烟相关疾病，2050年这一数字将达到300万。

吸烟导致的疾病和问题包括冠心病、慢性阻塞性肺疾病、肺癌、消化道癌症、泌尿系统恶性肿瘤、白内障、鼻咽癌、口腔癌、皮肤暗沉、性功能障碍、胎儿生产和发育异常、骨质疏松等。

现在，在大学、医院、饭店等公共场所，都有"无烟××"的标识，这就是公共卫生的一部分。为了减少人们随时随地吸烟所带来的个人和环境危害，国家和地方通过政策和制度将随处可吸烟改为在**指定地点吸烟**。

电子烟也是"烟"

最近，电子烟渐渐开始流行。在某些背景下，它被声称为一种"戒烟策略"，甚至变成一种时尚潮流，广为流行。

电子烟的原理是通过雾化等手段，将尼古丁变成蒸气。尼古丁是香烟中的成瘾物质，可能起到"肿瘤启动因子"的作用。因此，单纯吸入尼古丁也会产生健康风险。

电子烟在青少年中的使用人数不断增加，这让人担忧。因为电子烟是个新事物，科学家、医学家还需要足够的时间来掌握电子烟对人体造成伤害的更充分的证据。

如何助人戒烟

如果身边的人想要戒烟，我们可以做些什么呢？可以试试以下几点。

理解

几乎没有任何一个吸烟者会说"我做好准备明天戒烟了"。很多时候他们都会陷入以前的观点和习惯中，甚至有时更糟。但是，要让他们明白我们在意他,不管他是否已经处在准备好了的阶段。有时过度施压会适得其反。

主动

我们可以了解一些科学戒烟的方法和资料,当身边有人想戒烟时,我们能够分享有用的信息。

支持

吸烟者在戒烟的过程中或过后会出现情绪不稳定,我们会觉得他变得矫情、挑剔,甚至不想理他。但是如果我们了解到这不是他的错,而是戒烟的反应,就可以一直保持支持和接纳的态度。

周到

如果朋友想戒烟,而你还在吸烟,那么起码别在他身边吸烟,和他一起活动的时候也尽量挑一些禁烟的场所和形式。

坚持

戒烟这件事,很多时候会反反复复。当他失败的时候,别怼人、别嘲讽,聊一聊他当时想要戒烟的那些动机和理由,聊一聊他竟然坚持了这么久。如果他准备再尝试,**一定要给足鼓励!**

自助

如果你想戒烟,上面的信息你更有必要了解,这样才能在开始之前告诉自己,这是一件不那么容易的事情,没有任何捷径。同时还应了解以下要点,它们可能会帮助你避免踩雷。

1. 做出戒烟的决定。
2. 设定一个具体的戒烟日期并制定戒烟计划。
3. 戒烟那天打算具体怎么做?
4. 认识自己的戒断症状。

> 5. 怎么处理戒断症状？
> 6. 如何保持戒烟——无烟的日子该如何度（熬）过？

专业求助

如果自己通过学习来尝试戒烟屡战屡败，可以去专业机构进行咨询（各地戒烟门诊的设置情况可以查询当地疾控中心官网）。此外，北京大学第六医院的物质依赖门诊也可以进行戒烟咨询。医生会提供戒烟建议、个体治疗，以及一些国际治疗指南推荐的针对减轻渴求、戒断症状的戒烟药物，这些药物可以为戒烟这个持久战提供一些可能的武器。

参考文献

[1] Centers for Disease Control and Prevention. Youth and tobacco use[R/OL]. [2013-06-28]. http://www.cdc.gov/tobacco/data_statistics/fact_sheets/youth_data/tobacco_use/index.htm.

[2] World Health Organization (WHO). Fact sheets: tobacco[R/OL]. [2013-06-28]. http://www.who.int/mediacentre/factsheets/fs339/en/index.html.

[3] An anti-smoking organization that makes a difference. https://tobaccofreeu.org.

[4] Loeb L A, Harris C C. Advances in chemical carcinogenesis: a historical review and prospective[J]. Cancer Res, 2008, 68(17): 6863-6872. DOI:10.1158/0008-5472.CAN-08-2852. PMID: 18757397; PMCID: PMC2583449.

[5] Soneji S, Barrington-Trimis J L, Wills TA, et al. Association between initial use of e-cigarettes and subsequent cigarette smoking among adolescents and young adults: a systematic review and meta-analysis[J]. JAMA Pediatr, 2017, 171(8): 788-797.

[6] Leventhal A M, Stone M D, Andrabi N, et al. Association of e-cigarette vaping and progression to heavier patterns of cigarette smoking[J]. JAMA, 2016, 316(18): 1918-1920. DOI:10.1001/jama.2016.14649. PMID: 27825000; PMCID: PMC5580820.

[7] Chen Z, Peto R, Zhou M, et al. Contrasting male and female trends in tobacco-attributed mortality in China: evidence from successive nationwide prospective cohort studies[J]. Lancet, 2015, 386(10002):1447-1456. DOI: 10.1016/S0140-6736(15)00340-2.

揭开电子烟的神秘面纱

董 平　　北京大学第六医院

"假香烟，真体验""弹指之间，无毒有烟""健康相依，想吸就吸""吞吐新时尚，环保又健康""似烟非烟，健康戒烟"……，电子烟曾以这些美丽的宣传语，让无数民众尤其是年轻人群为之向往。然而，电子烟到底是不是"烟"呢？电子烟真的如宣传的那样"安全、健康、环保、时尚"吗？电子烟真的能帮助戒烟吗？让我们一起来揭开电子烟的神秘面纱。

电子烟是啥

电子烟又称电子尼古丁传送系统，是近年来发展最为迅速的一种新型烟草制品，已成为新型烟草制品的主流产品。电子烟包括电池、加热雾化器和储存烟液的烟弹，通过加热将烟液雾化形成气溶胶，供人体吸入。

按照产品属性，电子烟可分为低功率和高功率两类。低功率电子烟主要配置换弹式烟弹，体积小、雾化量小，最大输出功率一般低于25W；而高功率电子烟以配置注油式烟弹为主，体积大、雾化量大，最大输出功率一般高于25W。

电子烟烟液中一般含有尼古丁，通常由1,2-丙二醇和丙三醇（甘油）及水形成雾化剂，以便使用者达到"吞云吐雾"的效果。电子烟有烟草、薄荷、水果、花香、酒类等多种口味系列，以迎合不同消费者的需求，也增加了其所谓的"时尚感"。

电子烟真的"安全、健康、环保"吗

第一，电子烟烟液中含有害物质。随着烟液温度升高，甲醛和乙醛

浓度明显增加。甲醛、乙醛等羰基化合物是公认的有毒有害物质。大量或长期接触甲醛、乙醛等物质可致体内的某些生物大分子发生改变，从而出现免疫系统及人体多个器官的功能障碍。并且，此类物质也是公认的致癌物质。

第二，电子烟气溶胶中含有害物质。电子烟排放物含有多种重金属元素，如砷、铬、镍、铜、锡等。当机体一次大量或长期接触的重金属超过人体排泄与代偿能力时，就会引起中毒，产生神经、消化、呼吸和循环等系统的损伤。

第三，电子烟调味剂加热后可产生有害物质。电子烟中自由基的产生与调味剂浓度有关。随着调味剂浓度增加，电子烟中自由基的释放量也增加。自由基在人体内会引发氧化应激，导致炎症反应、血管内皮功能障碍、脂质异常等，从而损害组织器官。

第四，电子烟中的尼古丁对人体健康有害。尼古丁除了具有成瘾性外，短时间大量摄入还会对呼吸系统、神经系统等产生危害，出现呼吸肌麻痹而影响呼吸功能，严重时可导致意识障碍，并可对生殖以及发育产生影响，由此所致的健康风险不能忽视。

电子烟真的能帮助戒烟吗

吸烟之所以会成瘾，主要是因为尼古丁的作用。尼古丁通过呼吸道被肺吸收后，迅速激活大脑某些区域，刺激大脑释放多巴胺，多巴胺使人产生放松、愉快的感觉。但是，尼古丁很快被分解而失去作用，多巴胺分泌水平迅速下降，吸烟者就会感到烦躁、恶心、头痛等，并渴望立即补充尼古丁，因而出现成瘾行为。如果大脑长期处于被尼古丁刺激的状态，就会逐渐降低对尼古丁的敏感性，从而使吸烟者对尼古丁的需要量越来越大，随着烟龄的延长，人的吸烟量也会加大。因此，抽吸电子烟同样会成瘾！

另外，有研究表明，使用电子烟与以后使用烟草之间存在关联，使用电子烟的青少年，以后使用烟草的可能性大大增加。再者，电子烟的烟液有各种各样的口味，使用不同的烟液可以产生不同的口感，这使得烟民们在不断尝试"新口味"的过程中更容易成瘾。

远离"会上头"的电子烟

"会上头"的电子烟跟普通电子烟有本质上的区别。普通电子烟的烟液主要成分是1,2-丙二醇、丙三醇、水、尼古丁及调味剂等，而这种"会上头"的电子烟被不法分子在烟液中添加了四氢大麻酚或合成大麻素类精神活性物质。

四氢大麻酚是毒品大麻的有害成分，被吸食后会影响中枢神经系统功能。使用者常出现幻觉、焦虑、抑郁、狂躁、意识不清等反应，长期吸食会导致人格改变和出现自杀倾向等。人工合成大麻素AMB-FUBINACA（或MDMB-CHMICA）成分比天然大麻植物中的四氢大麻酚危害要大得多，同样的剂量下，毒性甚至比海洛因还大，这导致很多大麻滥用者在不知情的情况下过量吸食而出现中毒现象。因此，抽吸这种"会上头"的电子烟不仅对健康造成严重危害，还是一种**违法行为**。

综上，电子烟虽然外表华丽，但仍掩盖不了其烟草制品的实质。其成瘾性、对人体健康的威胁并不一定亚于传统烟草，想用它来"戒烟"更可能事与愿违。

参考文献

[1] 崔紫阳, 刘朝, 程安琪, 等. 电子烟对人体健康的影响研究进展[J]. 中华健康管理学杂志, 2020, 14（6）: 596-600. DOI:10.3760/cma.j.cn115624-20200323-00211.
[2] 金吉琼, 陈超, 胡佳倩, 等. 国内电子烟市场产品特征分析[J]. 烟草科技, 2021, 54（2）: 71-77.
[3] 王明霞, 张书铭, 窦玉青, 等. 电子烟安全性研究进展[J]. 中国烟草科学, 2020, 41（3）: 88-92. DOI:10.13496/j.issn.1007-5119.2020.03.015.

"5·31","686"喊你戒烟了

倪照军　北京大学第六医院

世界卫生组织将每年的5月31日定为世界无烟日,呼吁在这一天世界各地既不吸烟也不售烟,并广泛宣传戒烟的意义。尽管每包香烟上都印有"吸烟有害健康",吸烟者也对烟草会给身体带来伤害"心知肚明",但却很难戒掉。吸烟到底能够给他们带来什么?为什么烟如此难戒?电子烟是否可以作为一种安全有效的替代品来代替可燃香烟?如何才能有效戒烟?下面,就让我们仔细聊一聊。

为什么烟难戒

烟草具有成瘾性,这也是多数人难以戒烟的主要原因。尼古丁是导致烟草依赖的主要活性物质。尼古丁可以通过作用于脑内的烟碱型乙酰胆碱受体,导致多巴胺、乙酰胆碱、去甲肾上腺素、5-羟色胺、γ-氨基丁酸、谷氨酸等多种神经递质的改变。其中,中脑边缘系统的多巴胺神经元在尼古丁依赖的形成和维持中发挥了重要的强化作用。

烟草依赖的主要特点就是吸烟量逐步增多;难以控制吸烟行为,即使吸烟者知道吸烟有害健康,仍坚持吸烟,无法做到长时间戒烟;在戒烟一段时间后,会出现强烈吸烟的欲望和心烦、焦虑等不适情绪;吸烟后能产生放松、愉悦等较好的感觉。当您出现上述任何一条症状时,都需要警惕自己是否产生烟草依赖,可以到戒烟门诊或者精神专科门诊进一步诊疗。

吸烟有哪些危害

吸烟有百害而无一利。

2017年世界卫生组织指出,全球每年因吸烟及二手烟暴露而死亡的人数达600万，并造成数千亿美元的经济损失，吸烟者的平均寿命比不吸烟者缩短10年。美国2010年发布的烟草归因疾病的调查报告显示，烟草烟雾中已知的化学物质达7537种，其中包括250种有害物质，如一氧化碳、氮氧化物、吡啶等，有近70种致癌物质，如二甲基亚硝胺、二乙基亚硝胺、乙烯氯化物、联氨等。

吸烟会导致呼吸、心脑血管等多个系统的严重疾病，如肺癌等多种肿瘤、慢性阻塞性肺疾病、冠心病、高血压、脑梗死等。*Cancer*杂志刊登的一项研究显示，**我国每年有43万人由吸烟致新发癌症，1/4的男性发生的癌症与吸烟有关。**

吸烟不仅影响我们的身体健康，也同样危害我们的心理健康，例如骤然停止吸烟时出现情绪不稳、注意力不集中、坐立不安、易激惹、发脾气、失眠等心理生理戒断反应。吸烟者往往认为吸烟可以消除烦恼、提高工作效率，实际上，尼古丁的兴奋作用持续时间很短暂，而后是长时间的抑制。研究表明，吸烟不会提神醒脑，对学习效率和记忆没有好处；如果形成烟草依赖，还会影响其他的喜好、兴趣和情绪状态等。

电子烟是好还是坏

戒烟这么难，吸烟又有这么多危害，有些朋友就想到了使用目前比较"新潮"的电子烟。

电子烟是否有助于戒烟，对这一问题科学界尚无一致的结论。有研究发现，使用电子烟的人戒烟率比不使用电子烟的人低28%，但也有研究显示，使用电子烟戒烟比使用尼古丁贴片戒烟更容易成功。另外，关于电子烟安全性方面的研究发现，电子烟对人体同样会产生不利的影响，而且并不能证明电子烟对呼吸系统的影响比可燃香烟小；同时，使用电子烟可能与吸烟者的抑郁情绪显著相关。因此，**电子烟不可以作为一种安全有效的替代品来代替可燃香烟。**

如何成功戒烟

吸烟者本人想戒烟是成功戒烟的基础。然而，对于大部分吸烟者，尤其是已经形成烟草依赖的吸烟者而言，戒烟是困难的，需要由卫生专业人员进行专业化的戒烟干预。有效的专业化戒烟干预能够强化吸烟者戒烟的信心和决心，帮助其缓解戒断症状，解决戒烟过程中的问题，并将健康教育贯穿戒烟干预的全过程，从而提高戒烟的成功率。2015年，国家卫生和计划生育委员会（现国家卫生健康委员会）颁布《中国临床戒烟指南（2015年版）》，强调根据吸烟者的具体情况提供恰当的治疗方法，主要包括心理行为干预和药物干预。

心理行为干预的目的是鼓励患者参与戒烟行动，强化患者对烟草危害的认识，增强戒烟者的动机，对于戒烟的过程给予相应指导，降低复发率。目前主要的心理治疗方法包括认知行为疗法（厌恶疗法、放松训练、刺激控制、改变认知模式等）、动机访谈、简短戒烟干预、心理教育干预等。

戒烟药物可以缓解戒断症状，辅助有戒烟意愿的吸烟者提高戒烟成功率。目前我国已批准使用的戒烟药物有尼古丁贴片（非处方药）、尼古丁咀嚼胶（非处方药）、盐酸安非他酮缓释片（处方药）、伐尼克兰（处方药）。但请注意，不是所有吸烟者都需要使用戒烟药物才能成功戒烟。

总之，"吸烟有害健康"不只是一句简单的提醒，为了身心健康，尽早戒烟是吸烟者的唯一选择。电子烟不是戒烟的最佳选择，寻求卫生专业人员的专业化指导有助于提高戒烟的成功率。戒烟不易，需长期坚持。

参考文献

[1] Gotts J E, Jordt S E, McConnell R, et al. What are the respiratory effects of e-cigarettes[J]? BMJ, 2019, 366: l5275. DOI:10.1136/bmj.l5275.

[2] Kalkhoran S, Glantz S A. E-cigarettes and smoking cessation in real-world and clinical settings: a systematic review and meta-analysis[J]. Lancet Respir Med, 2016, 4(2): 116-128. DOI:10.1016/S2213-2600(15)00521-4. Epub 2016 Jan 14. PMID: 26776875; PMCID: PMC4752870.

[3] Chen Z M, Peto R, Iona A, et al. Emerging tobacco-related cancer risks in China: a nationwide, prospective study of 0.5 million adults[J]. Cancer, 2015, 121(Suppl 17): 3097-3106. DOI:10.1002/cncr.29560. PMID: 26331816; PMCID: PMC4584499.

[4] 中华人民共和国国家卫生和计划生育委员会. 中国临床戒烟指南(2015年版)[J]. 中老年保健, 2015(8): 4-5.

第九章

进食障碍

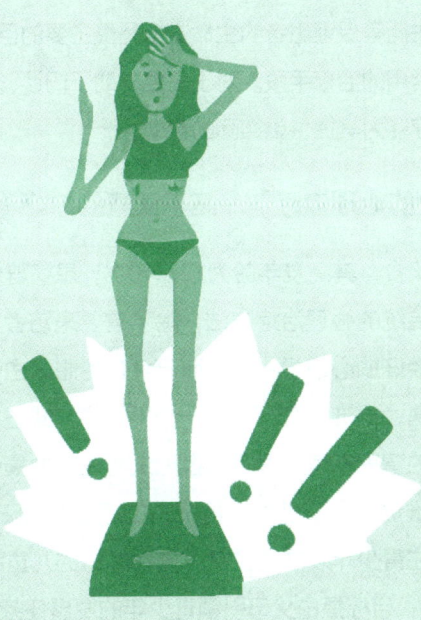

了解进食障碍的心理治疗

陈超　北京大学第六医院

在最新的精神疾病诊断标准DSM-5中，进食及喂食障碍（文中用"进食障碍"表示）这一谱系的疾病囊括了异食癖、神经性厌食、神经性贪食、暴食障碍和其他类型的进食障碍。神经性厌食（又称厌食症）、神经性贪食（又称贪食症）和暴食障碍（又称暴食症）是这个疾病谱系中最常见，也是危害最大的疾病类别。

进食障碍作为一种心身疾病，特别需要综合性治疗。目前主要的治疗方法包括营养治疗、行为矫正、躯体治疗、药物治疗和心理治疗等。对于需要住院的急性期患者，通过纠正营养不良、预防再喂养综合征、纠正电解质失衡等保证患者的生命安全是最主要的目标，营养治疗和行为矫正是最常用的治疗手段。对于主要求助于门诊、非急重症的患者来说，心理治疗能为其提供更实际的帮助。

神经性厌食的心理治疗——基于家庭的治疗（FBT）

神经性厌食，其高发年龄为12~16岁，患病群体以儿童和青春期女性为主。传统的心理治疗方法，除了需要来访者具有治疗动机，还需要他们有较好的心理学头脑。而厌食症的患者由于其年龄小，心智发育尚不成熟，很难与咨询师以一个平等的方式进行交流；同时，由于存在严重的营养不良，很多患者无法将注意力集中在谈话上，导致个体咨询很难进行。鉴于上述情况，应运而生的FBT则更为实用。该治疗高度关注青少年发展的主题（进食障碍的儿童和青少年患者的发展是停滞的），目标是由父母引领青少年的发展任务。该疗法聚焦于异常进食行为，将家庭的其他矛盾推后处理，直到进食障碍的行为得到缓解。

目前，经多方认证，FBT是对儿童和青少年厌食症最好的心理治疗方法，得到众多证据的支持。对患者来说，该疗法不仅可以减少住院的高额费用，还无须离开家庭。对咨询师来说，FBT有清晰的框架，经过简单的培训便可按图索骥，非常容易上手。

有别于一般的家庭治疗，FBT认为青少年不能控制自己的行为，而是受疾病所控。因此，它提倡家长合理管教孩子。我们在临床实践中看到，父母在孩子得病以后经常会后悔（比如"我对孩子太严厉了""我对孩子的要求太高了""我对孩子的关心太少了"……），导致亲子关系进入了不健康的状态。甚至有的家长会说"我被孩子的情绪暴发吓住了"。所以在FBT中，咨询师会给家长赋权，鼓励他们继续使用有效的方法。

FBT的实施包括3个阶段，共进行20次，持续时间约1年。在第一阶段，工作的所有焦点会集中在进食障碍上，目标是恢复体重。第二阶段的任务是逐步归还孩子对进食的主动权。第三阶段的目标是发展健康的亲子关系，摆脱紊乱的进食行为对亲子关系的不良影响。

贪食症和暴食症的心理治疗——认知行为疗法（CBT）

贪食症和暴食症的共同特点是频繁出现的冲动性暴食，以及与之相伴随的抑郁情绪。这两种疾病的患病群体年龄较厌食症大，许多成年的患者坚持工作，他们能切实感受到疾病给工作、社交等带来的具体危害，往往有更强烈的求治意愿。目前证据支持最多的是认知行为疗法（CBT）。

这种疗法是一种结构化、短程、针对认知取向的心理治疗方法。该疗法的主要着眼点在患者不合理的认知问题上，通过改变患者对己、对人、对事的看法与态度来解决心理问题。该疗法引导来访者识别自动思维，并通过逐步深入的方式找到其核心信念，通过强化这种行为学派的方法纠正核心信念，最终改变暴食行为。由于这种疗法简单易行，国内外已经广泛应用,并开始发展网络认知行为疗法。对于一些有这方面需求又苦于心理咨询资源不充足,或因为时间和地点原因不方便面询的患者,尤其适合采用网络认知行为治疗。

系统改善进食障碍和人格障碍的心理治疗——兼有东西方智慧的辩证行为疗法(DBT)

进食障碍共病其他精神科疾病的概率高,尤其是共病人格障碍。共病人格障碍的贪食症患者,其情绪不稳和冲动性更明显,人际关系方面存在更多的困难,因此,疾病的表现更严重,心理治疗的难度更大。而这类患者的性格特质又决定了他们是得到认可最少的群体。人际关系的不稳定加上对受到否定的高度敏感,使这部分群体很难与一般的咨询师合作。

美国的Marsha Linehan针对具有冲动特点和危险行为的来访者发展的辩证行为疗法(DBT),就是应对治疗更困难的贪食症患者的一种有效治疗方法。这项疗法采用东方传统的辩证观,强调接纳和改变的辩证,引导来访者看到其非黑即白的思维模式,通过大量的认可技术和技能传授,让来访者在实践的过程中掌握更多的技能,从而替代其原有的无效的应对模式,最终获得自己所期望的生活。该疗法关注四大技能:正念技能、情绪调节技能、人际效能技能和痛苦忍受技能。

DBT包括四大板块:团体技能教授、个体咨询、电话咨询和咨询师团队。团体技能教授是最主要的部分。在这个板块中,咨询师向来访者逐步教授四种技能。电话咨询主要用于来访者即将发生危险行为时,作为一种应急的手段。因为要面对的来访者都是性格上很有张力的一部分群体,所以咨询师本身也需要大量的督导,咨询师团队会通过定期的会面,探讨困难的案例,得到督导和支持。

下面,我们通过几个例子向大家呈现这些技术的魅力。

其中之一是认可的技术。这个群体的性格特点使得他们特别需要认可，但其处理问题的模式使他们很少能得到认可。其实，认可并不限于认可行为，还可以是认可他们处于这种状态中所经受的痛苦。当然，如果他们真的能在行为上做出改变，哪怕只是一次勇敢的尝试，我们也要毫不吝惜地去进行肯定。但我们并不是为了认可而认可，认可需要的是真诚又具体的态度。比如来访者为了见咨询师，即使在情绪特别差的情况下，也会认真打扮一番并按时来到咨询室，这也值得被认可。我们可以认可他完成这些工作需要付出比一般人更多的努力，认可他对治疗的重视以及背后想改变的强烈愿望。

另一个例子是关于人际效能中的表达需求的。进食障碍的患者往往不会拒绝，但在满足别人的要求时内心面临很强的冲突，甚至觉得丧失自尊。"DEAR MAN"的技术就能帮到他们。这七个字母分别是客观描述（describe）、清晰表达（express）、简洁明了（assert）、强化（reinforce）、正念觉察（mindful）、展现自信（appear）、接受协商（negotiate）这七个词的英文首字母。

某次一位患者在咨询中提到，因为自己状态不好，高三时请假回家休息，结果父母对其冷嘲热讽。她不仅没有得到支持，反而状态更差。我们尝试教其采用DEAR MAN的技术跟母亲沟通：

> "妈妈，最近我因为无力应对学业的压力，想回家调整，等状态好一些后再重新回到学校。但我回家后您认为我是在逃避学习和压力，这是对我的不信任。我希望能得到您的关心和支持，让我能在家得到休养，一周后等我状态好转后再返校。如果您能在这期间给予我更多的关怀，我会感受到家人对我的支持，相信我的状态能调整得更好。"

如果妈妈跟我讨论其他议题，我会努力将话题拉回到这个议题，尤其是她开始细数我之前所谓的"逃避"行为时。如果妈妈仍认为我回家这个行为是不当的，但接受协商，可以将问题抛给妈妈：

"您觉得我怎么做才能使自己从这种状态中尽快回到正轨，又能尽可能不影响学习呢？"

这种小例子在生活中比比皆是。如果我们每次都这么去做，我们就能感受到在人际关系中的力量，让关系持续并且有建设性地发展。

心理治疗是一片海洋，由众多的流派和方法汇集而成，应用于进食障碍的方法绝不仅限于上述几种。然而，无论是来访者还是专业人员，都要认识到心理治疗的局限，就像大海再浩瀚也无法在我们缺水时提供可饮用的淡水一样。但同时，我们也要看到它所潜藏的巨大资源，只要方法得当，我们都能从中汲取营养。

王晓丝　北京大学第六医院

关于暴食行为，家人需要知道的那些事

现在社会上一些年轻女性尤其是女性公众人物的暴瘦，会让人们不由自主地联想到厌食症，大家对它的了解也在不断加深。相对而言，大众对暴食行为的了解较少，而暴食行为对个体的身体和心理都存在着严重的危害。今天，让我们首先通过一个案例，一起聊一聊暴食行为。

案例　30岁的丽丽因进食障碍再次住院治疗。最初，在读大学时，她在考试前没有食欲，逐渐不吃饭，后突然饭量增加，每餐可吃2～3份。她曾多次自我控制食量，但均失败。大学毕业后，由于经常"饥饿难忍"，她无法正常工作。而且她认为自己腿粗，并开始控制饮食，偶尔控制不住会出现暴食，体重

忽高忽低，甚至有抠吐现象。她的情绪也不稳定，常对家人发脾气、摔东西，严重时会用头撞墙，曾服安眠药自杀未遂，且常因饮食问题打骂母亲。2017年，丽丽首次在专科医院住院治疗。

出院后，疗效难以持续。丽丽情绪不好时会暴食，一次点多份外卖或去自助餐厅，快速进食多人份食物后抠吐。去年她又出现了嚼吐行为，甚至半夜醒来就开始嚼吐，每天持续4~10小时，食物量为5~10kg。嚼吐期间，她的双腮肿胀，又自作主张注射瘦脸针。她每天只待在家里，不与任何人来往，身体日渐消瘦，下肢水肿，不能正常来月经，故家人再次送其至专科医院住院。丽丽本人不认为自己的情况严重到需要住院。

丽丽入院时身高160 cm，体重39 kg，体重指数14.15 kg/m^2。入院检查：低钾（3.3 mmol/L）；白细胞降低（2.9×10^9/L），红细胞降低（2.9×10^9/L）；心电图异常，表现为窦性心动过缓（46次/分）、下壁T波低平（前壁及前侧壁心肌缺血）以及U波异常。

"暴食者"的特点

暴食者多为年轻女性，男性比较少见，其病程从数月到数年不等。

患者常不满意自身形象，感到自卑，从而通过减肥改善形象和提升自信。但节食后，他们对食物存在持续的、不可抑制的渴望，随后会出现大量进食的行为，接着又内疚和自责，此后也许会采取一系列不适当的代偿行为（例如自我诱发的抠吐、嚼吐等），以防止体重增加。这种"节食—暴食—代偿行为—再节食"的循环模式在其生活中无数次上演。最终，有些人出现营养不良的表现，女性还会有月经周期紊乱，甚至停经、闭经，或者生命危险；也有些人会出现超重。

另外，他们常伴有抑郁体验，如情绪低落、兴趣减退，也会有自杀意念甚至自杀行为。同时，当家人阻止其暴食行为时，他们会发脾气、摔东西、攻击他人等。

避免发生暴食行为，家人可以做些什么

关注家人心理健康

当前流行的"以瘦为美"的文化给年轻人带来很大压力。因此，家人要重视年轻人的心理变化，了解他们在学校、单位经历的负性事件（如失败的人际关系、失恋等），剖析其背后的原因，并及时给予支持。对于一些难以解决的问题，可向专业心理咨询师/心理治疗师寻求帮助，必要时就诊专科医院门诊。特别是伴有自伤、自杀意念及行为的时候，应早日进行系统化治疗。同时，观察记录他们的进食情况，如食物的种类、数量，关注其体重的变化。

帮助优先解决睡眠问题

夜间是暴食行为的高发时间段，所以培养他们养成良好的睡眠习惯可以减少暴食行为。可根据睡眠卫生，建立科学睡眠节律，比如养成早睡早起的习惯，睡前一小时不要浏览电子屏幕（包括智能手机），更不要昼夜颠倒。对于睡眠差、易醒者，可以选择药物辅助睡眠。

协助坚持科学的运动

小强度的运动（如做瑜伽）可在短时间内转移注意力，舒缓紧张及抑郁情绪；大强度的运动（如踢足球）可以释放内啡肽，有助于排遣压力和不快。随着时间的延长、强度的增加，运动效果才会逐渐显现。因此，对于所有人，为了维持身心健康，包括控制体重，科学的运动十分必要。要根据年龄、体质和目标制定个体化的运动计划，并坚持实施。家人需要协助其制定并坚持这样的计划。

维持良好的家庭环境

环境会影响个体的进食行为，其中家庭环境是最为核心的，且对个

体行为影响最大。比如父母对子女情绪状态的反馈与子女的暴食行为密切相关。由于年轻人的情绪调节能力较弱，当父母对子女的负性情绪采取忽视态度或反应迟缓时，孩子会出现更多的暴食行为来应对负面情绪。因此，家人要密切观察子女的情绪状态，及时给予疏导和反馈，让他们感到理解与支持，建立安全的依恋关系。同时，还要在他们面前养成良好的饮食习惯，避免其对不良行为的模仿。

总之，暴食者大量进食的背后可能隐藏着其他深层次的心理或者现实困扰，需要家人及时给予关注，积极处理，必要时寻求专业人士的帮助。

参考文献

[1] 胡素琴. 压力相关的暴饮暴食该如何控制[J]. 心血管病防治知识（科普版），2019（19）：61-63.
[2] 陕旦旦. 浅谈暴饮暴食产生的原因及改善方式[J]. 当代体育科技，2020，10（10）：27-28. DOI:10.16655/j.cnki.2095-2813.2020.10.027.
[3] 卢昭静，刘萌萌，严万森. 暴食障碍的影响因素与治疗研究进展[J]. 中国健康心理学杂志，2021，29（7）：1110-1115. DOI:10.13342/j.cnki.cjhp.2021.07.032.

薛明华　　北京大学第六医院

精神障碍患者的居家护理
——进食障碍篇

进食障碍是一组严重的慢性精神疾病，以反常的进食行为、体重下降、生理紊乱为主要表现，明显影响患者的学习、生活和工作，给患者本人及整个家庭都带来很大负担。

进食障碍的治疗和康复时间长，无论是住院、门诊还是居家治疗或康复，家属的参与都非常重要。家属良好的护理对进食障碍患者的恢复有重要作用。本文将针对进食障碍患者居家护理的注意事项进行介绍。

一般护理

进食进水

控制不住的藏饭、过度拌饭、滤油、嚼吐、进食后呕吐、进食时间过长等是进食障碍患者的常见问题，因此需要照顾者陪伴进食。应确保患者在进食前后30分钟内不大量饮水，禁止边进食边用纸擦嘴以避免藏饭，进食时间控制在15~30分钟。进食过程中观察患者的进食速度、进食习惯与以往有何不同，确保能完成饮食计划。

家属与患者共同协商每日饮水次数和量。患者每次在规定时间用有刻度的水杯在家属监督下按计划饮水。饮水多的患者，饮水量应限制在2000 ml以内；饮水少的患者需家属督促，逐渐增加饮水量。如果患者发生水肿，需要记录每日出入量。

患者每日水果摄入量不超过0.5kg，家属尽量提供大小比较匀称的水果以便于控制总量。

进食后患者需静坐2小时，可以看书、学习，禁止饭后运动。如果存在进食后呕吐导致的电解质紊乱，需及时到医院就诊。

运动

一般来讲，进食障碍患者进食量达到要求后会想办法通过运动消耗热量，如静坐期间找理由活动、长时间在健身房运动或逛街、在操场不停跑步、长时间站立、不停做家务等。因此，居家护理时，家属也需要为其制定详细、适宜的运动计划和行为矫正计划，建议家属在专业人员指导下制定。为了确保顺利完成计划，需要家属及时提示、陪伴和支持鼓励。

大小便

进食障碍患者对大小便比较关注，可能存在如厕时间过长或频率增多、夜尿增多等情况。家属需观察患者是否便秘，是否在厕所内运动、呕吐、转移食物；也可以记录患者每天的排便量及次数、大便干硬程度。若患者存在便秘，则需在医生指导下使用通便药物。观察患者的排尿次数、尿量及颜色，必要时记录尿量。

睡眠

进食障碍患者存在早醒运动、晚睡或昼夜颠倒的情况，而充足的睡眠对于疾病恢复非常重要。因此，家属需观察患者每天睡眠总时长，有无入睡困难、易醒、多梦，确保患者有充足的睡眠。若存在明显的失眠等睡眠异常，应及时就诊调整。

体重监测

进食障碍患者关注体重变化，可能会随时测量体重，并用不同体重计进行测量。建议家属每周为其测量空腹体重一次，固定体重计，并记录。为保证体重测量精确，可于睡前将患者水杯、刷牙杯等容器收回，患者测体重前排空大小便，每次全身只穿一件衣服，脱鞋测量。如体重增长过多，可复测或抽查一次。

安全护理

进食障碍患者躯体营养状况的恢复需要很长时间，其间家属需关注其躯体情况，若存在明显的躯体不适，需及时就诊。同时，及时处理过期食品、腐烂水果等以确保患者饮食安全。患者常伴有焦虑、抑郁等不良情绪，家属需保证周围环境的安全，观察患者是否囤积药物，避免自杀、自伤等意外情况。

心理护理

患者饱受疾病折磨，非常痛苦，家人的支持和关心对其格外重要。家属在与患者相处时，应多理解和接纳他们的感受，鼓励他们把心中的不满说出来，促进不良情绪的释放。同时，家属照顾患者也面临很大的负担，可能也会存在情绪波动，因此也要想办法调整好自己的情绪，尽量保持积极乐观的态度，为患者树立良好的榜样，做其坚强的后盾。

家永远是最安全的港湾，进食障碍患者的治疗和康复离不开家人的支持和努力。希望每一位患者都有家人的陪伴和悉心照料，共同努力，早日摆脱疾病的困扰，回归正常生活！

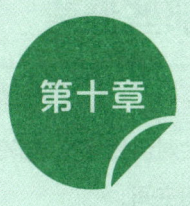

第十章

儿童常见精神障碍

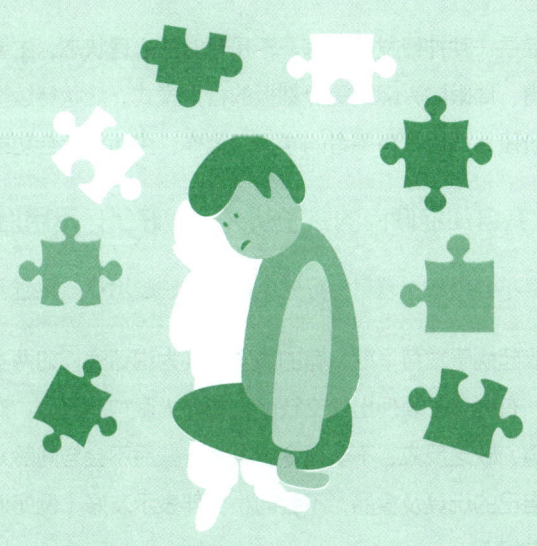

关于自闭症的那些谣言

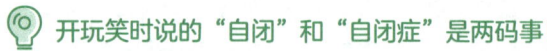

👤 王 慧　🏥 北京大学第六医院

如果家庭、学校、社会对自闭症有更多的认识和接纳，就能给孩子们的康复创造更多的机会和空间。

2007年，联合国大会将4月2日定为"世界提高孤独症意识日"（孤独症俗称自闭症）。目前，世界范围内自闭症的患病率仍在不断上升。在我国，自闭症是导致儿童精神残疾的最主要病种。但对于自闭症，大众仍有很多误解，本文为您一一解析。

误解一：自闭症只是一种暂时的心理状态

💡 开玩笑时说的"自闭"和"自闭症"是两码事！

自闭症是一种神经发育疾病，不是暂时的心理状态。主要表现为社会交流障碍、局限的兴趣或重复刻板的行为模式。症状持续影响患者不同的人生阶段，严重损害患者的学习、工作、生活等社会功能。

误解二：有自闭症倾向的孩子长大了就好了，不用治疗

💡 自闭症不会自愈，越早治疗效果越好，越晚治疗效果越差。

自闭症起病于发育早期。有的孩子表现为说话晚，如两岁仍无有意义的语言；有的孩子表现出社交缺陷，如与人眼神交流少，对大人的引逗不感兴趣、缺乏反应，不听指令，长大一些后不会与同龄儿童交往，不会分享自己的玩具及食品，不会向小伙伴表示友好（例如通过打人或咬人表示友好）。

有的家庭觉得"贵人语迟"，或把孩子的社交问题当做是性格内向，从而延误了诊治。对于自闭症孩子来讲，年龄越小，神经发育的可塑性

越强。因此,早期识别和干预是获得良好疗效的关键。所以,家长一定要关注孩子的语言和社交表现,发现相关症状时尽快至正规医院就诊。

误解三:自闭症有特效药

 自闭症没有特效药。

自闭症的病因和病理机制尚未研究清楚,目前没有任何特效药物可以治疗它的核心症状。家长们切勿因求治心切而盲目听信虚假广告,造成不必要的财产损失。

目前循证的教育训练是唯一有效的方法,需要针对孩子的个体情况进行长期的系统干预。

除了专业机构对孩子进行康复训练外,家长也要接受相关的知识培训,在家庭中对孩子进行训练。

误解四:自闭症的诊断会对孩子造成伤害,所以不要去诊断

切莫因为对疾病的片面认识而回避诊断评估,错过孩子的早期干预时机。

诊断的目的不是给孩子"贴标签",而是为了更客观地评估孩子在自闭症症状影响下的成长困境,从而制定个体化康复计划。

只有经过科学的诊断和评估,才能制定科学的干预方案。诊断是为了更好地治疗和帮助。

误解五:小时候好好的,长大后也会得自闭症

自闭症不是长大后才得的疾病,但确实有很多自闭症孩子是长大后才来就诊的。

约1/3的自闭症孩子智力是正常的。这些孩子从小学习成绩正常

甚至优异，有些孩子对科学、数字的过度痴迷反而会让家长觉得"骄傲"。尽管他们独来独往，但学业上的良好表现让家长忽略了孩子的社交问题。到了青春期后，有些孩子经常被同学评价"固执、幼稚、没眼色、情商低"等，他们的同伴关系越来越差，很多孩子会因此出现情绪问题而前来就诊。

还有个别人是到成人阶段后自己发现自身的社交困难、社会适应困难而来就诊的。回顾他们幼年的生长发育情况会发现，其幼年期就有相关症状。这些人多被诊断为高功能自闭症或阿斯伯格综合征。

误解六：自闭症都是天才

部分媒体报道一些阿斯伯格综合征或高功能自闭症孩子可能存在某些天赋，如超强的空间记忆力、算术能力、逻辑推理能力等，但这是极少数个体。现实情况是，他们很多时候会因为社交困难和重复刻板行为而无法适应正常的学习、生活、工作，更没有机会施展自己的才能。

误解七：孩子患上自闭症，这辈子都无法正常生活了

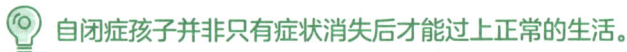
自闭症孩子并非只有症状消失后才能过上正常的生活。

社交困难、重复刻板行为等症状会持续在不同的人生阶段影响个体，但是早期干预加上长期个体化的康复训练会让孩子发展出适应学习、生活、工作的能力。一半左右的孩子会获得独立生活、学习和工作的能力。当然，每个孩子的症状严重程度不同，社会功能状态不同，但拥有良好预后的关键一定是尽早干预和长期个体化干预。

很多时候，除了症状本身，很多孩子的痛苦源于大众因为不理解自闭症而产生的偏见甚至排斥。如果家庭、学校、社会对自闭症有更多的认识和接纳，就能给孩子们的康复创造更多的机会和空间。

孤独症就是个性孤僻吗

王 慧 曹庆久 北京大学第六医院

对于很多人来讲,孤独症这个词很陌生,我们容易从字面意思理解,认为孤独症就是表示一个人很孤独或很自闭。以至于门诊提到"孩子可能患有孤独症时",曾经有家长反驳:"不可能!他有两个兄弟姐妹,家里很热闹,他怎么会孤独呢?"

什么是孤独症

孤独症由"autism"翻译而来,也被称为"自闭症"。其学术全称是"孤独症谱系障碍",它是一种神经发育障碍。还有很多人可能通过一些媒体报道或影视作品对孤独症有一些认识,比如《自闭历程》,但都过于夸大了当事人的专长,忽视了孤独症给当事人带来的社会功能损害。电影《海洋天堂》里大福的原型是一位比较典型的孤独症患者。和大福类似,现实生活中,如果缺乏早期和系统的干预,相当数量的孤独症患者会因为各种症状而无法适应正常的学习生活。

很多人会觉得孤独症离我们的生活很遥远,但目前世界范围内孤独症的患病率在不断上升。根据美国疾病预防控制中心的数据,从2012年到2020年,美国孤独症患病率由1/68升高到1/54,男孩的数量远远多于女孩,比例大概是(4~5):1。我国目前还没有全国性的流行病学调查,但是基于9个城市的数据,我们发现每142个孩子里面就会有1个孩子患有孤独症。在我国,孤独症是导致0~6岁儿童精神残疾最主要的疾病。

孤独症可以治疗吗

对于孤独症的干预,**有循证医学证据的教育训练方法是目前唯一有**

效的方法，而对于改善孤独症预后，唯一能人为控制的因素就是"尽早干预"！孩子越小，神经可塑性越强，干预效果越好。除了要尽早干预，还需要针对孩子的个体情况进行长期的系统干预。家长需要选择有循证医学证据的、科学合理的干预训练方法对孩子进行干预训练。除了专业机构对孩子进行康复训练外，家长也要接受相关的知识培训，在家庭中对孩子进行训练。

但让人遗憾的是，由于很多知识或观念性的误解，很多孩子被延误诊治。对于我们而言，提高对孤独症症状的识别，促进其早期发现和干预是非常重要的。孤独症自幼起病，70%的孤独症患者伴有智力低下；高功能孤独症患者因智力发育水平正常，症状更容易被忽视。

孤独症有什么具体表现

孤独症的主要核心症状有以下两方面。

1. 社交障碍：比如与人眼神交流少，大人拿着玩具逗患儿，患儿可能会盯着玩具看，但却很少看大人；有的孩子不愿与人交往，或不会交往，不会向小伙伴表示友好，可能会通过打人或者咬人表示友好，老师和家长会发现孩子不合群，无法融入集体。很多孩子说话晚或言语表达能力差，语音、语调、语法经常有问题，与人交流时经常领会不到字面背后的意思，听不懂客套话或反话。

2. 局限的兴趣及刻板与重复的行为模式：表现为对一些单调或者有某种特征的事物痴迷，例如天气预报、旋转的物体（如车轮、风扇、洗衣机等）等。有的孩子对数字、路线图痴迷。很多孩子会重复做事，比如把玩具排成一排，有时会按照固定的顺序、颜色、大小等排列。孤独症孩子还有一些刻板的动作，比如反复玩手、反复拍手、凝视某处、反复转圈等，有时也会重复说一句话或重复别人的话。

孤独症儿童在2岁前就会出现症状。2013年，国家卫生计生委（现国家卫生健康委）发布了《儿童心理保健技术规范》，其中明确列举了不同年龄儿童中提示孤独症的预警表现（详见表1），以提示家长尽早发现孩子孤独症的问题。若孩子有表1中列出的征象，建议家长积极带其到正规医院就诊，排除孤独症。

表1 儿童孤独症预警征象

年龄	预警征象	年龄	预警征象
3月龄	• 对很大声音没有反应 • 不注视人脸，不追视移动的人或物品 • 逗引时不发音或不会笑	18月龄	• 不会有意识叫"爸爸"或"妈妈" • 不会按要求指人或物 • 与人无目光对视
6月龄	• 发音少，不会笑出声	2岁	• 无有意义的语言
8月龄	• 听到声音无应答 • 不会区分生人和熟人	2岁半	• 兴趣单一、刻板 • 不会说2~3个字的短语 • 不会示意大小便
12月龄	• 不会挥手表示"再见"或拍手表示"欢迎" • 呼唤名字无反应	3岁	• 不能与其他儿童交流、游戏 • 不会说自己的名字

看见问题就是解决问题的开始。希望每个孩子都免受疾病之苦，更希望不幸患病的孩子能早被发现，及时得到科学干预。

参考文献

[1] 刘靖，刘振寰，郭延庆. 孤独症和阿斯伯格综合征——看看专家怎么说[M]. 北京：中国医药科技出版社，2019.

潘美蓉　　北京大学第六医院

"来自星星的孩子"长大了
——成人孤独症

2013年，《精神疾病诊断与统计手册（第5版）》（DSM-5）正式提出了孤独症谱系障碍（autism spectrum disorder，ASD）的概念，主要包括孤独症、阿斯伯格（Asperger）综合征及非典型自闭症。ASD是一类起病于发育早期（3岁以前）的神经发育性疾病，其中约2/3的患儿出生后逐渐起病，约1/3的患儿经历了1~2年的正常发育后退行性起病。其临床特征主要包括社会交往困难、交流能力持续性缺陷、兴趣局限或重复刻板的行为模式。

ASD患儿常常被称为"来自星星的孩子"。那么，当"来自星星的孩子"长大了，会是什么情形呢？

成人也有ASD吗

ASD是伴随终生的发育性疾病。通常来说，严重或典型的ASD在婴幼儿期或儿童早期就会被诊断出来，其症状可能持续至成人期；然而，有部分患者是在学龄阶段，甚至到成年才被发现。上述后两类都属于成人ASD。调查显示，成人期ASD的患病率在1.1%左右。

在学龄阶段，甚至到成年才被发现的ASD患者，其实可能在生命早期就已经存在一些轻微的症状并且已经开始影响其学习与生活了。然而这部分患者可能通过"伪装"使自己不那么"与众不同"，比如抑制刻板行为、强迫眼神交流，以及努力让自己合群等。这会使患者的症状更加隐蔽而难以发现。

随着年龄增长，社交环境变得越来越复杂，这些"伪装"的维持会变得日益艰难，进而带来更多的"受挫感"。这部分患者就诊时间相对较晚，且可能伴随着更多的精神科共病，如焦虑、抑郁、注意缺陷多动障碍（ADHD）、强迫障碍、进食障碍与人格障碍等。同时，就诊较晚的这部分患者，可能由于对其发育早期症状的回溯相对困难，临床症状相对不典型，而很容易被误诊或者漏诊。

成人ASD什么样

在影视作品中，我们会看到成人ASD的身影。比如《雨人》里拥有惊人记忆天赋，心算速度堪比超级计算机的哥哥Raymond Babbitt；《生活大爆炸》里智商高达187，性格怪异且动手能力极差的物理天才Sheldon Lee Cooper；以及《海洋天堂》里自幼患病，无法独立生活，与父亲相依为命，最大的乐趣就是在海洋馆里畅游的大福。

尽管在大众眼中，能够让人印象深刻的孤独症患者多是Raymond和Sheldon这类"孤独的天才"，然而实际的情况与此相反。大部分成人ASD患者是像大福这样的，缺乏自理能力，需要持续获得帮助，让人既心急又心疼的人。研究显示，ASD患者可能存在多种精神共患病及躯体共患病（例如癫痫），75%的孤独症患儿伴有精神发育迟滞。

成人ASD的共同特征有哪些

结合上述三个影视作品中非常具有代表性的形象，我们可以找出**成人ASD患者的共同特征。**

- 在社会交往中没有社交的意愿，或缺乏社交技巧。
- 言语单调而乏味，缺乏对幽默、讽刺的理解。
- 缺乏同理心，显得自私或冷漠；与他人沟通不够灵活，显得不会变通。他们像是一个"局外人"，对烟火气和人情味都敬而远之。
- 有自己独特的兴趣和爱好，以及难以打破的"陈规定则"。例如只沉浸于游泳的大福，每天有严格穿衣计划的Sheldon，以及必须在固定的时间收看《人民法庭》、有着固定饮食计划的Raymond。

那些**高功能的ASD个体**，由于其正常或较高智力水平的保护作用，往往在学龄期晚期或成人期才被发现或诊断。他们**除了具有上述ASD的共同点之外，有时还会表现出以下特征。**

- 过度自信,给人以"不屑与人交往"的傲气;或在交往过程中滔滔不绝,以自我为中心,显得"盛气凌人"。
- 完全专注于有限的兴趣领域,部分患者在某些工作领域具有很强的竞争力,给人以"天才必然是孤独的"这样的错觉。
- 阿斯伯格综合征个体也往往有相对正常的语言和认知发育,以及存在主动的社交意愿,但往往给人以"呆、萌、傻、笨、犟"的感觉。

这些高功能ASD个体往往由于其"锋芒"掩盖了"缺陷",从而更容易错过干预及治疗的"黄金时期"。在认知、社交、情感等各维度进行综合评估及有针对性的干预,是帮助ASD个体获益的重要手段。

如何治疗成人ASD

目前ASD的发病原因尚不明确,也无确切特效药物可以治疗,**教育训练是唯一有效的干预措施。**越来越多的研究表明,年龄越小,大脑发育的可塑性越强,早发现、早诊断、早干预是孤独症谱系障碍的治疗原则。

对于已经进入成年的ASD个体,其干预以社会心理干预为主,根据个体目前存在的主要困扰来制定干预方案,如社会交往及社交交流的干预、情绪管理及生活技能训练等。如果患者存在行为问题,或存在精神科共病,则需要在社会心理干预的基础上结合药物干预(在专业精神科医师的评估下进行)。

成人ASD常用的社会心理干预方式包括行为策略、录像示范、父母培训、自我管理、社交技能训练及职业技能训练等。其中**行为策略是非常重要的干预基础,行为改变是重中之重。**当制定行为改变计划时,需要结合个体特征,了解其ASD症状与伴随问题之间的相互联系,制定改变目标及相应的改变策略,并在专业团队的协助下共同完成改变策略。

针对成年ASD患者的技能和兴趣进行个体化干预也是非常重要的。成年ASD患者对细节的关注和毅力非同一般,也有患者在数学、艺术、音乐、历史、自然等领域"天赋异禀"。如果可以发挥其所长,有针对性地制定干预策略,定能帮助ASD患者在其擅长的领域大放异彩,促进社会融合,提高生活质量。

ASD有可能"治愈"吗

如果将"治愈"的标准设定为"言语发育、行为及社交能力等方面完全达到正常人的水平",那么答案是否定的。ASD是一类神经发育障碍,在目前的医学水平下,无法达到完全治愈。但通过早期、及时的干预,**部分患者的临床症状可以得到极大的缓解,使其接近于可以正常生活的水平。**

研究发现,经过早期干预,3%~25%的ASD患者在成年后按照ASD诊断标准判断,已经不再患病,这部分人会独立生活、有工作、有朋友。进一步研究发现,这部分患者症状得以缓解并能够正常生活的**主要有利因素**包括:他们拥有较正常的智力水平,症状不典型、不严重,有一定水平的言语发育、言语和运动模仿能力、运动技能,以及获得了早期的诊断和治疗。

然而,这部分患者可能依然存在着一定的社交、沟通、理解、注意力、情绪调节等方面的困难,尤其在局限的兴趣和刻板行为方面,可能会演变为某些"强迫症状",使这些患者看起来更"难以琢磨"。同时,他们在亲密关系的建立和维持方面可能存在很大的困扰,在情绪的理解和沟通方面也会遇到很大的阻碍。即便患者能够有意识地感受与理解情绪,清晰的情绪表达与分享依然需要不断地学习与训练。尤其是在成年期,患者所面临的社交环境会越来越复杂,对患者的要求也会不断提高。因此，成年ASD患者依然需要持续不断地获取支持与干预。

ASD个体终其一生都会面临不同的生活环境，在不同的阶段也会不断地经历挫折与挑战，家庭、学校、职场以及社会的支持都对其发展至关重要。因此，对ASD个体进行早期干预、全病程干预、终生干预、多系统干预是极为必要的。但愿每一个"来自星星的孩子"长大后，都可以找到被认可、被支持的温暖家园，更加自由而独立地生活，闪烁出耀眼的光芒，同时不再孤独。

参考文献

[1] American Psychiatric Association. Diagnostic and Statistical Manual of Mental Disorders[M]. 5th ed. Arlington: American Psychiatric Publishing, Inc, 2013. https://doi.org/10.1176/appi.books.9780890425596.

[2] Baron-Cohen S. Autism and Asperger Syndrome[M]. Oxford: Oxford University Press, 2008.

[3] Anderson D K, Liang J W, Lord C. Predicting young adult outcome among more and less cognitively able individuals with autism spectrum disorders[J]. J Child Psychol Psychiatry, 2014, 55(5): 485-494. DOI:10.1111/jcpp.12178. Epub 2013 Dec 9. PMID: 24313878; PMCID: PMC5819743.

[4] Lord C, Bishop S, Anderson D. Developmental trajectories as autism phenotypes[J]. Am J Med Genet C Semin Med Genet, 2015, 169(2): 198-208. DOI:10.1002/ajmg.c.31440. Epub 2015 May 10. PMID: 25959391; PMCID: PMC4898819.

[5] Helt M, Kelley E, Kinsbourne M, et al. Can children with autism recover? If so, how?[J]. Neuropsychol Rev, 2008, 18(4): 339-366. DOI:10.1007/s11065-008-9075-9. Epub 2008 Nov 14. PMID: 19009353.

[6] Howlin P, Magiati I. Autism spectrum disorder: outcomes in adulthood[J]. Curr Opin Psychiatry, 2017, 30(2): 69-76. DOI:10.1097/YCO.0000000000000308. PMID: 28067726.

[7] NICE. Autism spectrum disorder in adults: diagnosis and management[R/OL]. London: National Institute for Health and Care Excellence (NICE), 2021. PMID: 32186834. (NICE Clinical Guidelines, No. 142.) https://www.ncbi.nlm.nih.gov/books/NBK554918/.

[8] 陈建玲，杜亚松．关注成人孤独谱系障碍患者的需求[J]．心理学通讯，2021，4（1）：3-7．DOI:10.12100/j.issn.2096-5494.221020.

[9] 徐秀，邹小兵，李廷玉．孤独症谱系障碍儿童早期识别筛查和早期干预专家共识[J]．中华儿科杂志，2017，55（12）：890-897．DOI:10.3760/cma.j.issn.0578-1310.2017.12.004.

拿什么让你安静，我的孩子
——关于多动症

赵梦婕　北京大学第六医院

每年的寒假和暑假后，"神兽们"终于要"回笼"了，老父亲、老母亲们怀着激动的心、带着抑制不住的笑容将他们送到学校，期盼着久违的宁静时刻。但有些家长可能很快会收到老师的反馈——"上课不专心""在座位上坐不住""打扰其他小朋友"，特别是那些刚进入小学一年级的孩子。这令家长和老师都头疼不已。那可能是什么原因呢？我们先一起看看下面这个案例。

案例

"妈妈，到我了！到我了！"

"怎么还没到我？……"

"砰！砰！砰！……""你别敲门，安静一点！"

"妈妈！……"

小A虽然还在诊室外候诊，但他的声音已飘进了诊室，他还要不时地打开门来"观察进度"。

轮到小A时，身体敦实的小朋友急匆匆地坐在椅子上。说时迟那时快，在坐下的刹那间，他已经拔掉了别在病历本上的曲别针，拿在手里把玩。

"阿姨抽血吗？"他嗓音响亮，说话时手里的动作不停，一句话的工夫曲别针都被掰直了！医生还没来得及回答他，肉乎乎的小手已经开始摆弄电脑上的U盘。

这时，隔着口罩都能看到小A的爸爸妈妈对着医生无奈又歉意地微笑。看来这个情况经常出现呀！

在医生向父母了解信息的过程中，小A在诊室内来回跑动,不能安静地坐着,多次打断他们的谈话:"阿姨你喜欢看恐怖视频吗?……阿姨我给你讲……那个视频特别好玩……"他一边说着一边挤到医生身旁,拿着手机一通操作……

医生了解到,小A平时上课时经常走神、分心,在座位上坐不住,经常扭来扭去,小动作多,有时还会不经老师同意就离开座位;学习时经常粗心大意,比如抄错数、漏写题目等;而且他常丢三落四,家长经常需要购买大量的文具、作业本,帮他"补货"。

上述案例中的小A是一个多动症儿童,家长在养育过程中经常觉得"精疲力竭"。今天我们就一起来了解一下多动症。

什么是多动症

多动症所对应的医学名词是**注意缺陷多动障碍**,英文全称为"attention deficit hyperactivity disorder",简称ADHD。ADHD是一种神经发育障碍,起病于儿童期,是儿童常见的精神心理问题;男孩更多见,表现为与年龄不相符的注意力缺陷和多动/冲动症状。

多动症有哪些表现

ADHD可以分为两大类症状:注意缺陷症状和多动/冲动症状。许多人以为ADHD只表现为活动过度,即表现为多动时才是"多动症",其实不然。**根据症状表现,ADHD可以分为不同类型,包括注意缺陷型、多动/冲动型和混合型;注意缺陷型的孩子可能没有明显的多动/冲动症状,因而没有"多动"表现时仍可能是ADHD。**

注意缺陷症状和多动/冲动症状的具体表现如下。

注意缺陷症状：

- 经常粗心大意，不注意细节。
- 在听课、阅读或谈话时很难保持注意力。
- 跟人说话时经常看起来心不在焉。
- 很难按照指令与要求做事，学龄期儿童会不能完成家庭作业。
- 很难组织好分配给他的任务或活动，凌乱、没有条理，时间管理能力差。
- 不愿意做需要持续用脑的事情，比如家庭作业、阅读等。
- 经常丢失学习用具、日常用品等，如铅笔、书本等。
- 经常因为外界的无关刺激而分心。
- 日常活动中容易忘事，比如忘记布置的作业或任务。

多动/冲动症状：

- 经常坐不住，手脚动个不停或在座位上扭来扭去。
- 在教室上课时会离开座位，或在其他需要坐在座位上的场合经常离开座位。
- 经常在不适当的场合跑来跑去或爬上爬下。
- 经常无法安静地学习或做事。
- 经常说话多，甚至"滔滔不绝"。
- 经常忙忙碌碌的。
- 经常难以按顺序等待，比如经常在问题没问完时抢答。
- 经常打断别人，或者打扰别人，比如打断他人对话、游戏等。

此外，ADHD儿童由于缺乏克制力，想要什么就非得立刻满足。他们的情绪不稳定，又缺乏耐心，做什么事情都急匆匆的。他们常对一些不愉快刺激做出过分反应，以致在冲动之下伤到他人或破坏东西，并且在与同龄孩子的交往中有时会误伤他人或经常与他人发生冲突。

有些家长可能有疑问："是否满足上述所有表现才是ADHD？"并非如此。ADHD的诊断需要在相对长的时间内、在两个以上的场景中（如学校、家庭）符合上述一定数目的症状，并且需要综合考虑孩子的年龄及对功能（如学业、交往）的影响等各方面的因素。因此，如果家长觉察到孩子与同龄儿童相比，经常表现出注意力不集中、粗心马虎、活动过度等，应去专业的医疗机构进一步评估明确。

另外，有些家长会问："孩子虽然在上课、完成作业时经常分神、注意力不集中，但在玩电子游戏或者进行感兴趣的活动时可以保持一段时间的专注，是不是说明孩子不存在注意缺陷的问题呢？"==需要注意的是，ADHD的注意缺陷为主动注意缺陷，即在完成枯燥任务，或者需要刻意保持注意力且大部分同龄人都可以保持注意力的任务时，表现为难以集中注意力。==

面对多动症，我们应该怎么办

首先，最重要的一点是，父母及主要家庭成员要正视ADHD这一问题。

很多家长不能接受孩子存在ADHD，或者将孩子的一些症状表现归因为孩子"懒惰""意志力不足"，或者"家长管教不力"等。其实这样既无法帮助孩子克服困难，还会恶化亲子及家庭关系。要知道，ADHD是一种神经发育障碍，其本质上是"大脑管理系统"内神经递质系统失衡，虽然目前缺乏客观的检查手段，但生物学因素是诸多可能病因中的主要因素。家长只有更全面、更科学地了解ADHD的相关知识，才能更好地帮助孩子、改善亲子关系。

其次，寻求专业的医疗帮助。ADHD儿童越早接受有效干预，就越能减少由ADHD带来的学业、社交等方面的功能缺陷，并有助于减少可能在青春期或成年期出现的其他共病问题，比如焦虑、抑郁、成瘾等。

对于学龄期ADHD儿童来说，药物治疗是首选的治疗方式，当然这也是家长顾虑最多、疑问最多的一种方式。大量研究都证明了药物治疗ADHD的有效性和安全性。药物可以很好地减轻ADHD症状，从而提高学业表现、改善人际交往等。目前常用的药物有哌甲酯、托莫西汀等，一些常见的不良反应如食欲不佳、影响睡眠等，可能会随着服用时间延长或者调整服用方式等得到缓解。一定注意，药物治疗一定要在医生的指导下进行。

有些家长经常会问："药物可以治愈ADHD吗？"遗憾的是，目前没有任何药物或方法可以"治愈"ADHD。**ADHD的治疗及管理是一个长期过程，在药物治疗的基础上，需要家长、孩子以及学校的多方面合作，长期坚持管理好ADHD的症状，帮助孩子更好地解决问题。**

ADHD是儿童中常见的精神心理问题，大部分ADHD儿童的症状持续到青少年时期，甚至部分持续到成人期（**是的，你没有看错，成人也会有ADHD**）。长期存在的ADHD症状会影响工作、学习、家庭及人际交往等诸多方面，且增加了共患其他精神心理疾病的风险。

因此，ADHD儿童不是简单的"太调皮了"，不能存在侥幸心理认为"孩子长大就好了"。家长们应提高重视程度，早诊断、早干预。希望医生、家长、老师及孩子联合在一起，更好地应对ADHD。

> 推荐家长阅读的书目
> - 《分心不是我的错》
> - 《分心的孩子这样教》
> - 《如何养育多动症孩子》
> - 《多动症儿童的正念养育》

参考文献

[1] 李世明, 冯为, 方芳, 等. 中国儿童注意缺陷多动障碍患病率Meta分析[J]. 中华流行

病学杂志, 2018, 39（7）: 993-998. DOI:10.3760/cma.j.issn.0254-6450.2018.07.024.
[2] 苏林雁. 儿童精神医学[M]. 长沙: 湖南科学技术出版社, 2014.
[3] Brown T E. 注意缺陷障碍[M]. 王玉凤, 译. 北京: 北京大学医学出版社, 2007.
[4] Austerman J. ADHD and behavioral disorders: assessment, management, and an update from DSM-5[J]. Cleveland Clinic Journal of Medicine, 2015, 82(11 Suppl 1): S2-S7. DOI:10.3949/ccjm.82.s1.01. PMID: 26555810.

赵梦婕　北京大学第六医院

关于多动症的治疗，你需要了解的

注意缺陷多动障碍（attention deficit hyperactivity disorder，ADHD），俗称"多动症"，是儿童期常见的一类神经发育障碍，主要表现为与年龄不相符的注意缺陷、多动/冲动症状，可能会影响儿童的认知、学业、行为、情绪和社交功能。今天我们着重了解一下多动症（以下简称ADHD）的干预和治疗。

建立统一战线

如何更好地帮助ADHD儿童？**首先，我们要认识到ADHD是一种慢性疾病。** ADHD的症状在儿童期（≤12岁）出现，部分会持续到青春期甚至成年，因此，**ADHD需要长程干预治疗。** 在治疗过程中，医生也会根据孩子的年龄及具体表现调整治疗方案及目标。另外，ADHD的治疗过程不是任何一个人的"单打独斗"，医生、家长、孩子甚至是学校老师应该形成统一的治疗联盟。

治疗手段

根据目前ADHD的治疗方式，可以分为药物治疗和非药物治疗两大类。

药物治疗

提到药物,家长们免不了有很多担心和疑问,特别是抗精神病类药物,大众对其有更多的误解,**因此对用药有很大的心理负担,好像药物都是"洪水猛兽"。其实,ADHD的治疗指南推荐,对于符合ADHD诊断标准的学龄期儿童(≥6岁)及青少年,单纯的药物治疗或药物联合行为/心理干预是一线治疗选择。**如何理解这个"一线治疗",我经常给家长打一个比方:ADHD的治疗就像是盖楼房的过程,药物治疗就是在打地基,要想盖好这栋楼房,地基首先要打好,在此基础上进行行为/心理治疗就像是砌墙、装修等。

ADHD的治疗药物分为两大类——中枢兴奋剂和非中枢兴奋剂,目前在中国使用的分别为哌甲酯和托莫西汀。开始药物治疗之前,医生会采集孩子既往的详细病史,进行相关的实验室检查,记录基线身高、体重等,综合考虑后选择合适的药物;在药物治疗的过程中,也会定期监测可能出现的一些药物不良反应。

对于家长们的担心,医生们能够理解。药物的使用确实有可能带来一些不良反应,但大部分孩子发生的都是一些轻微的、能够耐受的不良反应,如食欲不佳、睡眠改变等,常在服药初期或较高剂量时出现,一般能通过调整服药剂量或时间、饮食生活习惯得到缓解。

很多家长会关心"什么时候能停药"。ADHD药物治疗的持续时间是个体化的,目前尚无指南推荐一个明确的服药持续时间。在一项关于ADHD治疗(包括药物治疗、行为/心理治疗、药物联合行为/心理治疗,以及社区护理)的研究中,研究人员对参与者随访36个月后发现,各个治疗组的临床结局和功能结局都比治疗前有显著改善。临床工作中,在药物治疗数年后,对于那些ADHD症状获得稳定改善的儿童和青少年,可以尝试停药,但这种尝试应该在家庭、学校和医疗机构密切监测并评估了其核心症状和功能的情况下进行。因此,建议家长咨询医生,一起评估终止治疗的利弊。

非药物治疗

主要为针对ADHD的行为治疗。用于ADHD儿童的行为干预技术包括正性强化法、暂时隔离法、反应代价法（出现不当行为或问题行为时撤回奖励或特权）以及代币行为矫正法（一种结合正性强化和反应代价的方法）。

ADHD儿童在家庭中可能会出现拖延任务、过度活动、冲动等行为，因而容易产生亲子冲突。如果父母懂得行为治疗的原则并能够始终如一地使用该技术，就可以增强育儿技能，改善亲子关系。

行为干预小贴士

- 坚持遵守每日计划表。
- 将分散注意力的事物保持在最少（比如孩子需要专注做事的时候，家长切不可来端茶送水、嘘寒问暖）。
- 为儿童提供特定且合理的地方放置作业、玩具和衣服（进行功能分区，如学习区、游戏区）。
- 设定可达成的小目标（比如15分钟内写完汉字作业）。
- 奖励正性行为（以"代币制"为例，如果在规定时间完成了指定任务，可以获得笑脸小贴画1枚，一周集齐7枚可获得几种奖励中的一种）。
- 识别出无意的负性行为强化（比如在商场孩子非要买某件已有的玩具，家长拒绝，孩子不走、哭闹，家长劝说，孩子喊叫、乱跑、打滚，家长生气，但最终买了这个玩具，带走了孩子）。
- 使用图表和清单帮助儿童保持"专注于任务"（做完一件事后在清单上打钩）。
- 限制选项。
- 寻找儿童可以成功完成的活动（比如爱好、体育运动）。

- 采用平静的训导方式（比如暂时隔离、转移注意力、让儿童离开所处环境），要体现出家长一致的原则和冷静的态度。

个体化治疗选择

学龄前儿童

对于符合ADHD诊断标准的学龄前儿童（4~5岁），推荐以行为治疗作为初始治疗，行为治疗一般由父母进行。部分学龄前儿童可能存在一些类似多动症的症状，但尚不符合诊断标准，也可以建议父母进行行为干预，同时应定期监测症状的变化。

学龄期儿童

对于符合ADHD诊断标准的学龄期儿童（≥6岁），建议以药物治疗作为初始治疗。药物可以有效地改善核心症状，还能改善照料者与儿童的互动、儿童的攻击行为以及作业完成量和准确性。

成年ADHD患者

持续到成年期的ADHD症状仍会对患者的职业、社交等各方面功能产生负面影响，并且会增加共患其他精神疾病（如抑郁症、焦虑症等）的风险。对于成人ADHD，药物治疗应作为一线治疗策略，药物联合认知行为疗法可以更好地改善其症状。对于共患其他精神疾病的ADHD成人来说，应在治疗ADHD之前先治疗共患疾病。

ADHD是儿童期常见的精神心理问题，具有很好的可治疗性，如果诊断及治疗合理，可取得较好的疗效。早期识别和干预能够提高长期治疗效果，降低治疗难度及成本，并且减少ADHD对儿童其他方面的负面影响（包括行为问题、学习困难、人际交往问题）。

值得高兴的是，现在有很多家长能够客观地认识到ADHD是一种疾病，而不仅是儿童的"行为或意志品质问题"。这样的改变消除了对ADHD儿童的误解和偏见，既减轻了儿童的心理负担，也使ADHD儿童获得专业的帮助。希望我们的介绍可以让家长们更多地了解关于ADHD的知识，从而更好地帮助ADHD儿童。

参考文献

[1] 儿童和青少年注意缺陷多动障碍的药物治疗[Z/OL]. UptoDate临床指南. https://shl.uptodate.com/home.
[2] 儿童和青少年注意缺陷多动障碍的治疗和预后概述[Z/OL]. UptoDate临床指南. https://shl.uptodate.com/home.
[3] 成人注意缺陷多动障碍的治疗概述[Z/OL]．UptoDate临床指南. https://shl.uptodate.com/home.
[4] Carlson C L, Pelham W E Jr, Milich R, et al. Single and combined effects of methylphenidate and behavior therapy on the classroom performance of children with attention-deficit hyperactivity disorder[J]. J Abnorm Child Psychol, 1992, 20(2): 213–232. DOI:10.1007/BF00916549. PMID: 1593027.
[5] Floet A M, Scheiner C, Grossman L. Attention-deficit/hyperactivity disorder[J]. Pediatr Rev, 2010, 31(2): 56-69. DOI:10.1542/pir.31-2-56. PMID: 20124275.

赵 爽　　北京大学第六医院

精神障碍患者的居家护理
——儿童篇

亲密和谐的家庭关系、积极良好的家庭教育是每一位孩子健康成长的必要条件，也是每一位父母应尽的责任。当孩子遇到疾病困扰时，家长必须担当起照护者和支持者的职责。

由于儿童正处于生长发育期，具有逻辑思维片面、行为缺乏自觉性、情绪控制能力不足的特点，处于自我意识及自我同一性产生的关键时期。因此，儿童精神疾病患者的家庭护理中应注意以下几个方面。

药物方面

一些父母认为孩子症状已经好转，担心药物对身体不好，就急于停药,结果导致疾病复发。**不规律服药和过早减药、停药是精神疾病复发的主要原因之一。**

药物应由父母保管,建议每日清点药物所剩数量,避免由于孩子不愿服药或积攒药物而导致的意外发生。

父母要细心观察,平时留意孩子的衣物、地面等周围环境中有无药物。药物治疗必须遵照医嘱,不能随意加药、减药、换药或停药。在服药过程中如有不适,如出现呛咳、吞咽困难、身体僵硬、排尿困难等,应及时就医。

症状观察

父母要留意孩子的神志、精神症状、情绪状态,观察是否会凭空听到不存在的声音、看到不存在的东西,有无自言自语,无故自笑、哭泣,怪异的动作,难以理解的行为等。只有了解孩子存在的症状,才能更好地应对。

攻击行为往往是精神症状支配下产生的,父母要以和蔼的态度与孩子接触,多正面引导。

对于有自杀、自伤行为的孩子,父母应密切观察情绪变化以及异常的言语,居住环境中的物品尽量简单,刀、玻璃制品等应妥善保管,对一切可能发生的安全隐患要有预见性。

日常生活

父母与孩子共同制定生活计划,一切从实际情况出发,循序渐进,让孩子获得满足感后再制定新目标,激发孩子的动力。

关注孩子的饮食、二便、精力、体力。服药期间严禁摄入酒、茶、咖啡等刺激性大的饮品或食品。

保证作息规律。规律的作息和充足的睡眠有助于脑功能的修复,促进情绪稳定,有利于疾病的康复。

亲子沟通

父母注意亲子沟通方式，营造平等、尊重的交流氛围。及时表扬，树立孩子的自信心。切记身教重于言传，避免因家庭互动不良引起孩子病情波动。

最后我们来了解一下疾病复发前可能会有哪些征兆，主要有以下几点。

- 看到和（或）听到不真实的画面和（或）声音。
- 异常和古怪的言语和行为。
- 觉得有人害他、谈论他、跟踪他。
- 有严重的恐惧和焦虑。
- 持续感到疲倦。
- 孤独、退缩，不与人沟通。
- 自卑和内疚。
- 烦躁、易怒，有敌意。
- 难以保持与别人的关系。
- 出现不明原因的身体不适，如头痛和胃痛等。
- 经常缺课，或在学校表现不佳。
- 注意力不集中。
- 饮食和（或）睡眠出现明显变化。
- 表达自杀的想法或出现相关行为。

如果患儿出现了上述复发征兆，建议家长及时带孩子就近就医，请医生进一步评估病情变化。即使没有出现以上情况，也建议每月前往门诊复查一次！

其实很多时候，孩子的痛苦并不完全来自疾病本身，家人和自己对疾病的不理解和不接纳、自己被孤立或歧视可能带给孩子更大的困扰。因此，当孩子受到疾病困扰时，父母首先要接纳疾病，管理好自己的情绪，为孩子做正性情绪的榜样。同时，父母也要积极学习疾病的相关知识、儿童发展的心理知识，多跟孩子沟通，多理解和支持孩子。这样，孩子在遇到困难时，也会想到向父母求助。

家是孩子的港湾，无论孩子遇到多少风雨，家人都是他们面对一切的底气。愿每一位父母都能以和睦的家庭氛围、正确的教育方式引导孩子。愿每一位孩子都能勇敢、自信地走向阳光！

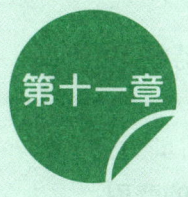

第十一章

自杀自伤行为

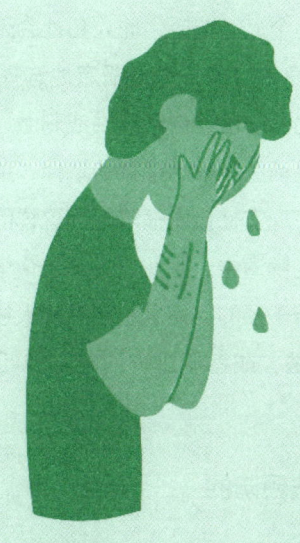

重塑希望
——自杀是可以预防的

👤 李献云　🏥 北京回龙观医院

毫无疑问，自杀是人生的悲剧

无论旁观者赋予自杀什么色彩，自杀都让本可以绽放或延续的生命提早结束，并不可避免地给生活染上了浓重的悲剧色彩，因为生命总是需要借助身体这个躯壳去发挥它应有的价值。

不幸的是，媒体上甚至我们身边，不时会有自杀案例。自杀似乎此起彼伏、永不停止。自杀者有流量明星、学生、白领、农民、世界冠军……更多的是普通人。无论是谁，无不让人唏嘘和惋惜。

很多人认为自杀是个人的选择，他人和社会无法也无权干涉个人选择死亡的权利。的确，如果一个人坚定地选择自杀，不是基于外界的压力，也不是因为面临负性生活事件或刺激，更不是因为罹患了精神或躯体疾病，而是慎重考虑后理智的选择，那么他人和社会确实不应该给予干预。但在现实社会中很难找到这样的自杀个案，这样的个案仅仅存在于我们的脑海中。因此，面对一个个体试图杀死自己的行为，外界是有权进行干预的，何况想自杀的人往往同时也很想找到继续好好活下去的方法，或者经过一段时间的低沉绝望后往往并不想死。

个人的自杀是有方法预防的

一个人有轻生念头、有自杀计划乃至采取自杀的行为均是可以得到有效干预的。 遗憾的是，很多人对此并不知晓。其实早在19世纪末，法国社会学家迪尔凯姆就在他的《自杀论》中论述过自杀率与社会整合之间的相关关系。他认为可以通过影响社会的整合程度来影响一个社会自杀率的高低。

至今经过120多年的漫长历程，无数研究和临床实践均证实了**自杀在群体层面的可预防性以及在个体层面的可治疗性。**比如：

1．研究发现引导媒体合理报道自杀有助于降低自杀率。

2．限制自杀工具或自杀场合的可及性、降低家用煤气或汽车尾气中有毒气体的含量可以降低自杀率。

3．在美国空军内部采取综合性的自杀预防措施，可以成功降低美国空军的自杀率。

4．意大利的社区为老年人提供电话支持服务，可以显著降低社区老年人的自杀率。

5．诸如此类，在此不一一列举。

自杀是重要的公共卫生问题和精神卫生问题，预防自杀是全球要务

全世界每年至少有80万人死于自杀，每40秒就有一个人自杀死亡，而且每年的自杀未遂人数更为庞大，是自杀死亡人数的20～25倍。这说明自杀已成为影响全球人群健康水平的重要公共卫生问题和精神卫生问题，而这本来是可以避免或减少的。

为了让更多的公众了解自杀的可预防和可治疗性，促进公众对自杀预防重要性的认识，从2003年开始，国际自杀预防协会和世界卫生组织共同将每年的9月10日确定为"世界预防自杀日"。每年的预防自杀日均设立一个专门的主题，2019年和2020年的主题均是"共同努力 预防自杀"，其传递的理念就是自杀是可以预防的，只要我们这个社会形成合力，采取有效措施。

在第66届世界卫生大会上，世界卫生组织把降低自杀率作为其成员努力的目标，把它列入了第一个精神卫生行动计划中，并于2014

年发布了报告《预防自杀：一项全球要务》，以指导全球的自杀预防工作。

预防自杀，需要全社会一起努力

自杀问题比较复杂，是生物、心理和社会因素共同作用的结果。因此，预防自杀就需要全社会一起来努力。研究发现，有自杀未遂史是个体自杀死亡的极高危因素，有亲友自杀死亡或自杀未遂、目前的抑郁情绪严重、负性生活事件导致的慢性或急性心理压力大、罹患精神障碍、有躯体疾病以及身边有方便可及的自杀工具和自杀场合等都是自杀的危险因素。因此，针对这些危险因素，从群体层面和公共卫生政策层面开展自杀预防干预工作尤为重要。

1. 如果通过媒体宣传或其他途径的科普工作，能让大家知道想自杀是一个可以得到有效干预的问题，不必为此感到难以启齿，并且认识到那些困难、问题或痛苦并不只有自杀这一条出路，也有解决之道或承受之道，也许个体就能选择主动寻求帮助和尽早就诊而不是采取自杀行为。

2. 如果亲人、朋友、身边的其他人乃至陌生人面对痛苦或有自杀危险的个体时，能够及时发现并给予所需要的关心、支持、询问、倾听和陪伴，并且在他求助时跟他一起想办法，也许他就能感受到这个社会跟他之间的联结，从而降低发生自杀的风险。

3. 如果亲友发现某人有自杀危险，并且在努力帮助后发现无助于他走出痛苦，可以主动陪他去精神科就诊，促使他尽早接受系统的评估和治疗，同样也会降低发生自杀的风险。

4. 面对情绪差的患者，医务人员如果能及时识别出患者可能存在的自杀危险，并将患者尽早转诊给精神科医生，那么其自杀的危险性也会降低。

5．精神科医生应系统评估个体的自杀危险性，根据危险性的高低决定给予患者门诊治疗或住院治疗，并且采取适合患者的治疗方式，降低患者的自杀风险。

6．如果社会对精神疾病患者、对有自杀倾向的人少一些歧视、多一些包容，当事人对罹患精神疾病或产生自杀的想法少一些病耻感的话，会更愿意求助，从而有机会尽早找到走出痛苦的方法。

生活并不容易，有时还相当艰辛！一个处于痛苦中的人想到用自杀去解决问题，这本身已经说明他的问题解决起来有一定难度，绝对不是我们其他人简单给些建议就能妥善解决的。也许站在他人的角度，当事人的问题解决起来没有困难，可是如果设身处地站在当事人的角度、以当事人的身份去体会的话，就会发现其中的难度有多大。

因此，作为亲人和提供帮助的人，我们不应妄加评判当事人的痛苦、自杀念头或自杀行为，而要以他认可的方式倾听，在情感和物质上给予雪中送炭的支持和理解，并让他感受到这一点，使他在倾倒苦水的过程中逐步发现走出痛苦、解决问题的方法。这样，我们就可以或多或少地帮助到他！

无论如何，**预防自杀都不是某个人的事情，也不是某个行业的事情，更不仅仅是政府部门的事情。这需要身处社会各个领域的你我一起努力，营造良好和谐的人际氛围，并能关切地询问、倾听和陪伴那些正经历人生苦难的身边人或亲人，让他们体会到人与人之间的温暖与纽带，减少自杀的悲剧。**当然，如果亲人或朋友的帮助作用不大，别忘了寻求专业医生的帮助，因为自杀是可以治疗的，痛苦是有办法缓解的，希望是可以找到的。

关爱青少年心理健康
——写在"9·10"世界预防自杀日

周亮 黄若燕　广州医科大学附属脑科医院

青少年是一个家庭的未来,也是祖国的未来和民族的希望。保护青少年的身心健康是全社会尤为重视的一项工作。但是,某些青少年出现了一些很棘手的心理问题……

案例

重症监护病房(ICU)外,小丽的妈妈正在低声抽泣。她想不明白,为什么15岁的女儿会用这样决绝的方式对待自己的生命。她手里拿着女儿写下的遗书,看着躺在ICU病床上的女儿,心如刀绞,大脑一片空白。她怎么也想不到,性格开朗的孩子会选择自杀。

小丽的遗书上写着:"对不起,我太累了。这样的情况拖下去还不如死去,起码死去还可以自由地睡觉。我是没用,但是所有的苦我都放在心里。我不愿意在你们面前表露出来,只以一个乐观的样子面对你们。实际上,我的心一直告诉我:'你是一个没用的人。'"字迹很稚嫩,但是字字沉重。

关于青少年自杀的一些误解

青少年自杀是一个低概率事件吗

数据给出的答案:**并不是。**

自杀位居全球青少年群体(15~29岁)死亡原因的第二位。在我国也是类似的情况:自杀在10岁之前比较少见,但是在10~25岁青少年非疾病死因中,自杀仅次于交通事故和溺水。有自杀念头的青少年就更多了，1/7的青少年产生过自杀念头，而产生实际的自杀行为前通常都会有自杀念头。因此，需要对有自杀念头的青少年多加关注。

青少年自杀前父母通常能获知他们的自杀想法吗

答案：**不能**。

很多父母认为自己能完全了解孩子的想法，认为现在的孩子很幸福，衣食无忧，没有什么烦心的事情，即使有，也是无病呻吟而已。实际情况确实如此吗？事实上，很多有自杀想法的青少年并不会主动告诉父母，很多青少年自杀行为发生后，父母陷入一种茫然的状态。他们往往不停地问自己："为什么会发生这样的事情？我为什么没有发觉？"

自杀的青少年都是因为心理脆弱吗

答案：**不全是**。

有很多新闻报道，青少年自杀的导火索常常是很小的事情，比如考试不合格，被老师、父母责骂，与男（女）友分手等。因此，有人得出"结论"——现在的孩子心理太脆弱了，一点点打击都承受不了。实际上，青少年自杀是"最近的直接诱因"（扳机点）与"前阶段的危险因素"共同作用所致，后者是长期的影响因素。

青少年自杀的原因很复杂，涉及的因素包括个人生理和心理、家庭、学校和社会环境等。比如患有精神科疾病（抑郁症、双相障碍等），被学校其他人霸凌，有家庭暴力创伤史，长期患有慢性躯体疾病，学业压力大等。研究显示，青少年抑郁症的发病率逐步上升，患病率已达1%～2%，并出现低龄化的趋势。

虽然抑郁症是一种常见的、可以通过药物治疗和（或）心理治疗达到临床痊愈的疾病，但是由于精神疾病的病耻感及监护人对精神疾病缺乏科学认识等原因，抑郁症的诊治率仍然很低，绝大多数青少年抑郁症患者并没有接受正规的治疗。

帮助处于自杀高危中的青少年

首要任务是识别"自杀高危"

许多青少年并不会跟成年人沟通自己的自杀念头，因此及时识别至关重要。有以下征兆的青少年可能处于自杀危机中：

- 近期自杀未遂，此类青少年是自杀死亡的极高危人群。
- 情绪变得不稳定或明显的心情很差。
- 人际关系变差。
- 睡眠困难。
- 学习成绩显著下降，或出现逃学、在课堂上捣乱等行为。
- 出现酗酒、使用毒品等行为。
- 近期遭遇重大生活事件，或长期存在人际关系、家庭关系、学业等方面的困难。
- 出现"活着真是很辛苦啊""真想死了算了""我要是死了，我的××东西就留给你"等言语，尤其要留意青少年在社交媒体（如微信朋友圈、QQ、微博等）上的发言。

关心、尊重和支持

对处于困难中的青少年要表达足够的关心，多利用开放式提问，如"我注意到你最近好像遇到一些困难，能跟我谈谈吗""我觉得你好像精力不足，上课犯困，你最近睡得怎么样"等，来获得青少年的回应。在交谈中要表现出对青少年的尊重、理解和无条件支持。

讨论自己的负性情绪和体验不是一件容易的事情，我们要有耐心。可能需要多次尝试，青少年才会真正打开心扉，说出自己的心里话。

直接询问自杀念头

当已经和青少年建立良好的关系，确认青少年处于自杀高危当中时，就可以直接询问他有没有自杀的想法。对于我们一般人来说，问"你有没有想过自杀"是很困难的，很难说出口。但是直接询问自杀念头非常重要。因为这会给青少年坦率讨论自杀问题的机会，也就使我们有机会评估他的自杀风险有多高，并可以根据评估结果决定下一步如何提供帮助。

许多研究和实际的临床经验都表明，直接询问一个人有没有自杀想法并不会导致他变得想自杀。

评估得到即刻自杀风险以后，要怎么处理

遇到困难和痛苦的时候，很多人都会出现自杀的想法。如果这些想法只是短暂的、一过性的，没有自杀计划或自杀准备，说明个体的自杀风险较低。

如果长期存在这些想法，并且想好了用什么方式自杀，准备好了所需条件，甚至已经尝试过自杀，那么个体的即刻自杀风险较高，需要通知青少年的家人、老师等，并说服家人尽快送其到精神科就诊，接受积极的治疗。在发现即刻自杀风险到送至医院就诊的这段"窗口期"，要特别注意预防自杀，应有专人24小时看护，去除环境中所有可能用于自杀的工具，并注意安抚其情绪。

家庭、学校和社会需要做的

 抑郁不分男女老幼。

家庭

父母是青少年的监护人，家庭是青少年出生、成长的地方，也是青少年最后的避风港。

父母应该营造一个良好的家庭氛围，做好孩子的表率，提升自己的

沟通交流能力，为用恰当的方式养育子女。及时敏锐地发觉孩子的烦恼，并积极倾听，不要仅限于给予物质上的满足，而忽略了情感上的交流。

每个青少年都会遇到各种负性事件，如父母争吵、学业压力、交友受挫等。有时候青少年的烦恼对于成年人来说只是无关痛痒的小事，但对于青少年来说，却是很严重的事件。由于青少年尚处于大脑发育未完全成熟的阶段，思维敏捷，认知发育较情感发育完善，情绪易波动，行为易冲动，遇事应对方式还相对幼稚，很容易让自己陷入更糟糕的境地。此时如果没有家长的支持和引导，青少年很容易在这些事件中失去勇气和信心。家长要注意和学校进行有效沟通，可通过参加家长会、与老师联系等方式，获知青少年在学校里的表现。当学生在家中有异常表现时，也要及时和老师沟通。

同时，家长要科学看待精神心理疾病。当孩子有这方面的问题时，要及时就诊，而不应该觉得患这些疾病很羞耻，或担忧别人误解是家长教育的问题，导致延误了就诊的时机。

学校

学校是青少年学习和社交的场所，是青少年获得成长的必经之路。

学校应开展心理健康教育课程，积极宣传心理卫生知识，举办预防自杀讲座，开展反校园霸凌的活动。同时，建立危机预警机制，加强教育工作者的心理健康知识培训，及早识别高危青少年。重点关注那些存在学业困难、家庭困难或遭受霸凌的青少年。建议学校设立心理咨询室，为学生提供专业的心理援助。当学生出现自杀、自伤行为时，启动危机事件应急处置流程，首先确保学生的生命安全。

社会

心理卫生工作者要向全人群宣传正确的心理健康知识，让更多青少年有机会接受专业服务。政府需管制自杀工具的获取途径。媒体需加强对于自杀防控的报道，向已经有心理问题的青少年宣传公益性心理热线或者心理救助机构信息。政府需构建一个能有效帮助青少年的社会心理卫生服务体系，建立学校、社区心理服务机构等向精神卫生医疗机构转介的绿色通道，对于处于家庭危机中的青少年能及时提供法律、心理、医疗、经济等援助。

青少年自杀问题已经成为一个公共卫生问题，不仅仅需要从个体角度重视，也需要家庭、学校、社会共同努力，保护好青少年的身心健康。

参考文献

[1] 世界卫生组织. 青少年精神卫生实况报道[R/OL]. https://www.who.int/zh/news-room/fact-sheets/detail/adolescent-mental-health.
[2] 管冰清, 罗学荣, 邓云龙, 等. 湖南省中小学生精神障碍患病率调查[J]. 中国当代儿科杂志, 2010, 12（2）: 123-127.

廖金敏　　北京大学第六医院

青少年自伤，说不出的痛

"在刀片划向我胳膊的那一刻，心里的痛苦才能得到一些释放，我才能坚持活下去。"16岁的小涵低着头跟我说道，声音很小，但字字句句都敲打着我的心。她心里得有多痛苦，才会选择通过这种方式来缓解。

她的父母听到后，诧异于原来孩子这么做不是想"自杀"，反而是为了"求生"，他们悬着的心终于落了地。转念后，他们又十分不解：孩子为什么要这么做？她母亲边抹泪边说："从小她就是我们的心肝宝贝。我们怕她磕着碰着，可她怎么能这样去残害自己的身体？"她的父亲更加想不通："我们家的教育从来都是以理服人，是不是孩子处理问题的方式太幼稚了？是不是只有我们家的孩子这样？"

青少年自伤行为并不少见

在北京大学第六医院的诊室里,与小涵类似的情况很常见。这种**在没有明确自杀意图的情况下,反复故意伤害自己身体的行为,称为非自杀性自伤(non-suicidal self-injury,NSSI)行为**,简称自伤行为。

自伤行为在青少年人群中普遍存在,在青春期达到顶峰。中国初、高中生自伤行为的发生率为27%,成年后发生率逐渐下降。自伤的方式有多种,常见的有切割、烧灼、撞头、掐或抓自己、吞咽危险物品、用尖锐的东西戳身体等。

虽然自伤行为不以结束生命为目的,但频繁、极端的自伤行为会导致身体残障甚至死亡,极大地增加了自杀风险。我们需要充分了解它,足够重视它,正确面对它,从而避免悲剧的发生。

青少年为什么会出现自伤行为

正如小涵父母所困惑的,孩子为什么会出现自伤行为?到底是什么驱使他们这么做呢?

首先,青少年出现自伤行为**最常见的动机是调节痛苦情绪**,即为了缓解和摆脱不良的情绪,比如抑郁、焦虑、愤怒、内疚、自卑、无助、绝望等。

小涵依旧清晰地记得,第一次出现自伤行为是在初二的一次期末考试后,全校排名与她期待的名次相差一百多名。这种落差让她感觉非常失落、自卑,在同学中抬不起头。班主任找她谈了话;回到家后,父亲跟她说"不要让我失望,也不要让你自己失望",母亲跟她说"是不是最近不够努力?以后周末不要玩手机了"。

她感到自己和考卷上的错题一样,根本就不应该存在,并且认为所有的错都是自己一个人导致的。这种无法诉说、难以承受的痛苦让她彻底崩溃了,并产生了伤害自己的冲动。自伤仿佛是一个桥梁,能将困在心里的痛苦通过身体传递并释放出来。那一刻，划自己的手臂是她唯一想到的快速缓解痛苦的办法，只有借此获得平静之后，她才能继续学习。

其次，青少年也会通过自伤行为去**影响人际关系**，试图让自己被看到，引起关注和重视。青少年比较弱小，有时说话或者做事容易被忽略、被批评。比如，孩子心情不好，想休息或者去看心理医生，父母常常会觉得孩子是"小题大做""青春期叛逆""逃避学习"。只有孩子把问题严重程度升级到伤害自己的身体，父母才会对他们的心理健康产生足够的重视，他们才有可能不去上学并得到想要的帮助。

此外，自伤行为也能使部分青少年**获得一些相对好的感受**，比如获得控制感。在他们对一切都感到不如意的时候，发现身体还是他们自己的，是唯一可以由自己自由和完全把控的。有些青少年常常会感到麻木、空虚，无法体会到自己的感受。自伤行为给他们带来疼痛感，这种疼痛让他们感到自己的存在，感到自己还活着。

哪些因素容易导致青少年出现自伤

自伤行为在青少年人群中发生率高，这主要是由生物和环境两方面因素共同作用导致的。

有些青少年存在**生物学的易感性**，这些孩子先天对情绪高度敏感。看似平常的生活琐事，对这些孩子而言也容易引发情绪波动。其情绪反应剧烈并且持久，有时无法在下一个情绪反应之前恢复平静，好比烧伤的患者稍有风吹即感到切肤之痛一般。

情绪高敏感性如同肤色、身高、容貌一样，是由身体决定的，青少年自己无法选择，也不是他们的错。这并不是大家口中的"心眼小""矫情""玻璃心"。小涵曾跟我说过："我宁愿没心没肺，也不想这么脆弱。"不过，虽然情绪高敏感性是个体特征，也可以通过后天的学习来降低敏感程度。

环境的易感性主要指不被认可的环境,包括青少年生活的家庭、学校,以及所处的同辈社交环境和网络环境等。比如,青少年正常的情绪表达长期被忽视、否定或者惩罚,如孩子在学校被同学欺负了而哭泣,家长可能会说"你反应过度了,这不是什么大不了的事情,把心思放在学习上"。家长这样的反馈会让他们陷入自我否定中,并使他们逐渐不会准确地表达情绪,进而促使他们的情绪表达方式不断强化升级,最终以极端方式来获得父母的重视。

不被认可的环境还包括过度简单化解决问题和达到目标的方法,而不去了解青少年实际遇到的困难。比如,青少年因为考试考砸了而心烦意乱,老师有时会说"下次多学习就好了,你会做得很好的",家长会说"少看点手机,成绩就上来了"。这种过度简单化的指导并没有教会青少年学习忍受痛苦,解决生活中的难题,有效地调节目标和行为。

当具有**情绪高敏感性**的孩子生活在**不被认可的环境**中时,他们会出现情绪失调,情绪失调后又会遭受环境的不认可,加剧情绪失调。如此相互作用,最终出现广泛、持久的情绪失调,导致自伤行为的发生。

我们该如何应对青少年自伤行为

青少年自伤是成长过程中被忽视、孤独、无助、失落、失控、绝望等各种负面感受和"要活下去"的念头的无声对抗,这是一种说不出的痛,这种痛不被看到、不被接纳、不被认可时是最痛的。我们如何应对青少年的自伤行为呢?

首先,要充分地认可。家庭、学校和社会多方面要共同努力,为青少年创造一个接纳、包容、积极关注的环境。停下来、慢下来,放下评价,试着去看到发生自伤行为时他们经历了什么,他们的想法是什么,情绪如何,身体怎样难受;看到他们在自伤行为之前已经做出的努力,看到自伤行为在那一刻对他们的意义;试着去理解他们,并把这种理解传递给他们。

青少年缓解痛苦的心理需求没有错，只是通过自伤行为谋求缓解的方式需要调整和改变。所以，**请记住，认可自伤行为发生时他们的感受和自伤行为的功能，而不认可自伤行为本身。**这种认可要充分、有耐心、坚持下去，青少年才有改变的机会。

发现青少年自伤时该怎样做

家长不要说教、批判、训斥，这只会把他们推向更痛苦的漩涡。试着陪伴他们，给他们安慰和拥抱，帮他们处理伤口，给他们找创可贴、碘伏消毒液。这并不意味着鼓励他们这么做，而是表达你的关心。

老师们不要惊慌，可以试着去理解他们，对他们说："你这么做的时候，心里肯定非常难受。你愿意跟我说一说吗？"学校也要丰富学生的课外生活，教授学生心理健康知识。

同学们不要害怕，也不要嘲笑和疏远他们，他们也是你们中的一员，他们也一直在竭尽全力地生活。只是他们目前遇到了困难，还没有找到合适的办法。试着去保持同伴间一如既往的关心、问候和陪伴。

青少年如何面对自己的自伤行为

青少年发生自伤行为后，不要过度责备自己，试着停止自伤行为，关注自己的内在感受，试着对此保持开放的态度。要看到自己一直承受的痛苦，试着问问自己：此时此刻，我能做些什么？如果我继续选择自伤，将给我带来什么？这是否与我想过的生活一致？如果不自伤，我还能做些什么让自己挺过去？

同时，还应及时寻求专业的帮助。青少年自伤行为可以单独存在，但也有40%~60%与青少年精神障碍伴发，包括抑郁症、双相情感障碍、创伤后应激障碍、分离转换障碍、进食障碍、强迫症等。无论是哪种情况，均需要专业人员给予系统干预。在改善青少年自伤行为方面，优先推荐辩证行为疗法（dialectical behavior therapy, DBT）。DBT是在传统认知行为疗法的基础上发展而来的一种综合性心理治疗方法,以辩证法、正念和行为科学为基础,注重认可和改变之间、理性和感性之间的平衡,可以减少情绪失调和行为异常的发生。

青少年非自杀性自伤行为是一种说不出的痛。这种现象并不少见。应首先理解自伤行为为何发生,看到自伤行为背后的情绪、冲突与动机。只有家长、老师、同学和发生自伤的青少年自己一起努力,给予接纳、包容、理解与认可,才能促使改变的发生。

参考文献

[1] 韩阿珠,徐耿,苏普玉. 中国大陆中学生非自杀性自伤流行特征的Meta分析[J]. 中国学校卫生,2017,38(11):1665-1670.

[2] Miller A L, Rathus J H, Linehan M M. Dialectical Behavior Therapy with Suicidal Adolescents [M]. New York/London: The Guilford Press, 2007.

[3] Rathus J H, Miller A L, Linehan M M. DBT Skills Manual for Adolescents [M]. New York/London: The Guilford Press, 2015.

陈红方　　北京大学第六医院

满身伤痕的孩子

> 我是一个15岁女孩的妈妈。我的孩子从小就特别听话、懂事,学习成绩也好,就是性格有点内向。上初三以后,她经常和我说不想上学了。我认为可能是因为面临中考,有些压力,就没往心里去。直到有一次我发现她偷偷用小刀划自己的手臂,我终于意识到问题已经很严重了。现在孩子什么都不愿意和我说,我非常担心。我到底该怎么办?
>
> ——无助的妈妈

上文呈现了部分家长对青少年自伤行为的认识过程，他们在震惊的同时又感到无措。本该朝气蓬勃的孩子，为什么会伤害自己呢？

青少年自伤行为并不少见。孩子进入青少年阶段后，身体功能与感受力不断增强，内心世界也变得丰富、敏感，但大脑功能和情绪处理能力还没有完全成熟。当遭遇一些负性事件时，诸如人际关系欠佳、学习压力过大、父母缺少情感关怀等，青少年如果不能很好地应对，深藏在内心、无法表达的情感与困顿就会通过行为被直接外化出来。自伤的孩子常无法说明自伤原因，往往回答"控制不住""想让自己感到舒服些""想用流血或者疼痛感到自己的存在"等。

面对自伤冲动，青少年应如何自救

寻找方法，安抚自己

自伤不是缓解压力的唯一方式。在情绪还没有到达痛苦的高点时，你就可以开始安抚自己，例如可以听歌、跳舞、画画、玩游戏、跑步、抱抱玩偶、洗个热水澡等。如果你想用疼痛和流血来减少空虚感和不真实感，那么你可以尝试在手里握一块冰，感受手部皮肤明显的温度变化，注意控制时间，以免冻伤。在你感到委屈、需要倾诉时，可以找身边亲近的小伙伴聊一聊，或尝试给亲近的人写一封信。

如果你很难向家长或者其他人表达出你的内心感受，写日记也是一种很好的表达方式。日记是你的独立王国，"畅所欲言，为所欲为"的冲动都可以放在这里面。隔一段时间后可以再回头看看，也可以写个小点评。总之，这是你的世界，不需要华丽的辞藻，平时怎样说话就怎样写。

通过体育锻炼缓解负性情绪

体育锻炼可以增强注意力和自控能力，减少焦虑、抑郁、愤怒等负性情绪。锻炼的方式有很多种，如练习八段锦、骑自行车、做广播体操、打乒乓球、跳绳、练瑜伽等。选择你喜欢的运动，坚持去做；可以打卡激励自己，每周至少3次，每次大于20分钟，且至少保持10周。

通过正确的方式宣泄情绪

当出现负性情绪时，不用刻意控制自己的悲伤。找一个安静的地方大哭，可以使悲痛、紧张、恐惧、压抑等负性情绪酣畅淋漓地宣泄出来；同时，眼泪还可以把这些负性情绪所产生的有害物质排出体外，释放压力。大声喊出自己的痛苦也是宣泄情绪的一种方式。哭喊过后，你可能觉得似乎有那么一条缝隙可以让温暖和光亮透进来，努力发现并记住通过那条缝隙可以感觉到的东西。

寻求帮助

当一个人难以支撑的时候，一定要寻求帮助。可以向家长、老师、朋友寻求温暖及排解痛苦的方法。你还可以寻求精神科医生、心理治疗师的帮助，去和专业人士聊聊，也许他们更能理解你的感受，也能帮你走过这段阴暗，一点点努力回到正常的生活轨道。

面对自伤行为，家长应如何帮助孩子

有自伤行为的孩子就像被困在痛苦的迷宫里，在一次次寻找出口的路途中被荆棘划得满身伤痕。他们需要成人的关注和爱护。家长应该怎么办？

整理心情，耐心应对

对家长来说，发现孩子自伤后，内心会经历一个从震惊到内疚到焦虑再到烦躁的情绪变化过程。

震惊是因为没想到自己的孩子会出现自伤行为，感到困惑不解。而后又开始内疚，认为自己做得不好，是自己粗心疏忽才会导致孩子出现这样的行为。进而转为焦虑，害怕孩子会自杀，担忧孩子的未来。然后是密集的鼓励开导，希望孩子改变。如果孩子没有改变，家长可能会变得烦躁，认为孩子是无病呻吟，放任孩子"自伤"，甚至"恶语相向"。

如果家长此时不及时调整自己的心情，会更加不利于问题的解决。家长首先要做的是整理心情、接受现实，接纳孩子的现状，不过度自

责，保持耐心，积极寻找解决问题的正确方法。

提供情感支持

研究表明，家庭情感温暖是减少青少年自伤行为的重要保护因子。父母对孩子来说是非常重要的"他人"。当孩子出现自伤时，他的痛苦往往已经难以忍受，除了自残，他想不到更快速、更有效的办法了。而这些难以承受的痛苦背后，往往是孩子没有被满足的心理需求。

因此，家长在与孩子交流时，要保持开放的态度，耐心倾听孩子内心的想法，理解孩子的感受，努力看到这些痛苦背后的需求，理解和肯定孩子需求的合理性。父母的肯定能给予孩子很多内心能量。

防范再次发生自伤行为

当孩子出现自伤时，家长要对孩子自伤是为了缓解痛苦表示理解，但对自伤行为本身要表明态度，鼓励孩子减少自伤行为。

可以和孩子一起达成减少自伤行为的协议，建议孩子将自伤工具（比如刀片）交给家长或者其他信任的人保管；鼓励孩子在出现自伤冲动的时候告诉身边的人，在他人陪伴下度过最痛苦的时期；帮助孩子学会采用其他健康的方式缓解痛苦，而不是通过自伤行为。

寻求专业帮助

存在自伤行为的青少年发生自杀的风险较其他人高，家长需要予以充分的重视和及时处理。家长单靠个人的力量往往会感到心有余而力不足。因此，需要带孩子尽快到精神科就诊，让精神科医生对其精神状况及自杀风险进行专业评估，明确诊断及制定治疗方案，并且规律复诊。在一段时间内，家长都需要和医生、老师甚至更多的人合作，来帮助孩子度过这段特殊时期。

耐心陪伴成长

解决孩子自伤问题的关键不仅仅在于消除行为，更重要的是看到行为背后的情绪和需求，从而使问题迎刃而解。只有当孩子心理成长了，有更积极健康的方法调节情绪，能更理性地面对生活中的挑战，自伤行为才会逐渐减少，直到消失。这不是一个一蹴而就的瞬间，而是一个曲折反复的过程。

建议家长和孩子一起寻找合理的情绪调节方法，给孩子提供一些选择，如倾诉、放松、转移注意力、运动等。同时，和孩子共同分享过去的美好，一起建立关于自己、关于未来的美好希望，共同构建值得过的生活。

如果青少年能在"自伤危机"中寻找到安抚自己、缓解痛苦、宣泄情绪、获得帮助的办法，那么危机就是转机，是成长的契机。如果家长能在"自伤危机"中科学认识、冷静应对，并以此作为加强亲子沟通的桥梁，就一定能实现双方的共同成长。

参考文献

[1] 杨春燕，蒋丹莉，李秀玲，等. 贵州省初中生非自杀性自伤行为现状与影响因素研究[J]. 现代预防医学，2020（13）：2359–2363.
[2] 陈怡华. 孩子出现自伤行为，家长如何化"危"为"机"[J]. 中小学心理健康教育，2021（26）：76-78. DOI:10.3969/j.issn.1671–2684.2021.26.023.

程 章　　北京大学第六医院

遭遇心理健康问题而休学的青少年，如何做好复学准备

近些年，青少年的心理健康状况越来越引起社会的关注。青少年往往被贴上"叛逆"的标签，因此其情绪行为问题往往被归咎于"叛逆"。直到孩子出现严重后果，比如不能坚持学业、出现自伤和自杀行为等，家长才意识到，孩子可能出现了心理健康问题，想到来医院就诊。

2021年，我国第一个全国性的儿童青少年精神障碍流行病学调查

结果公布,我国6~16岁儿童青少年整体精神障碍患病率为17.5%。其中,注意缺陷多动障碍、对立违抗障碍和抑郁症患病率最高。

> 上述这些心理健康问题很可能是青少年不能坚持学业,进行短暂休学的重要原因之一。

青少年在休学一段时间并接受治疗后,心理健康状况好转,将会再次尝试回到学校。此时,青少年需要做好以下准备,以便顺利适应学习和学校生活。

首先,接受系统的医学干预以尽可能完全缓解症状

青少年如果不能坚持学业,首先需要去精神专科医院或综合医院精神/心理科门诊评估心理健康状况。如果确实存在疾病状况,那么需要接受系统的医学治疗以尽可能消除症状,这是青少年能正常学习和生活的基础。

有时,家长可能会忽视系统治疗的重要性。以抑郁障碍为例,抑郁症状的主要表现包括显著而持久的情绪低落、兴趣减退、精力和体力缺乏以及脑力下降,这些都有可能导致青少年无法投入甚至无法坚持学业。这些问题不是通过讲道理(比如"遇到困难要迎难而上""要坚持""不上学将来只能喝西北风"等)能够解决的,需要接受系统的医学治疗。

临床上常常见到这样的情况:家长带孩子去就诊,医生开了抗抑郁药。家长给孩子办了休学,之后就带孩子回老家了。随后家长通过观察,觉得回家后孩子情绪还可以,就不再复诊了。直到几个月后该复学了,才带孩子复诊。复诊时医生评估后,才发现孩子仍然有显著的抑郁症状,而孩子自己可能也觉得当前的状态很难承担学业。这种情况尤其常见于亲子沟通不良的家庭。

正确的做法是规律、及时的复诊。这样,医生才能及时评估情绪症

状和调整治疗方案，从而帮助孩子尽快、尽可能地消除症状。这就为复学打下了良好的基础。

此外，有些孩子在外地甚至国外上学。这种情况下，最好事先畅通就诊渠道。这样，孩子复学后如果病情出现波动，也能够及时就诊，得到医疗帮助。

其次，从青少年自身、家庭和学校做好多方面的准备

疾病的症状可能是造成青少年不能坚持学业的重要原因，但仅仅消除症状并不意味着青少年就能顺利恢复学业。

休学这类严重后果往往只是冰山一角，如果只着眼于这浮出水面的部分，常常很难解决问题，或者按下葫芦起了瓢，甚至爆发更严重的亲子冲突。只有看到水下的冰山并正面处理，或开辟新的航道，才能有效地解决问题。

临床实践中，如果家长仅仅着眼于如何能复学，好像只要能复学，其他的都不重要，那么孩子往往体会到的是父母根本不关心自己的死活，只关心自己能不能上学。这样的互动就容易陷入僵局。

更有效的做法是，家长和孩子一起去看水下的冰山是什么，困难有哪些，共同去面对、克服。因此，**建议家长和孩子一起讨论复学可能面临哪些问题，从而逐一去解决**。这些问题可能涉及青少年自身、家庭、学校，甚至社会。

孩子自身可能面临学业压力或人际压力。从学业方面来说，比如有的孩子实在不能承受"火箭班"的压力，那么就需要和孩子讨论怎么解决这个问题，如了解他需要什么帮助来应对这些压力，或者更换到普通班级是否也是一个选择。

在人际压力方面，比如有些孩子可能不知道如何面对同学对休学原因的询问，这时可以跟孩子进行讨论，帮助孩子合理地去应对这样的情境。

此外，青少年复学还可能面临适应作息和安排学习任务。家长和孩子可以共同拟定计划。比如，对于习惯晚睡的孩子，可以逐步提前上床就寝的时间；复学前可以逐渐增加每天投入到学习中的时间，比如从每天1小时逐步增加到每天5~6小时。还可以与孩子讨论，复学后在面对成绩落差上是否有充分的心理准备。

家长也需要做好准备去帮助孩子顺利复学。青少年出现心理健康问题后，家长往往会反思并调整教养方式，去尝试新的更有效和更具支持性的亲子互动方式。家长需要思考，在复学这件事情上，如何去贯彻这种改变。

家长可以讨论如何应对孩子复学后可能出现的状况。比如，孩子在复学后可能成绩跟不上，或者又出现无法坚持学业的情况，此时应该怎么办。事先有这样的讨论和准备，可以避免当不理想的情况发生时，再次陷入既往无效的解决方式。

我们可以看一个例子。

> **案例** 小A，是一个16岁的高中女生，曾经因为情绪问题伴自伤行为接受住院治疗，经过系统的治疗后，症状缓解。小A复学前有畏难情绪，不想上学。父母让小A休息了一天。小A说，这让她感到很有安全感，感到在自己状态不好时家人会理解和帮助她。自那以后，小A感到自己不再无助。而且，小A也不再自伤了，看见尖锐的东西会觉得害怕了，并且感到伤害自己没什么意义；情绪不好时，她会选择和家人说。

有些青少年会明确表达感到来自老师或学校方面的压力。近些年来，学校对儿童青少年的心理健康问题有了越来越多的关注和了解。校方也越来越能够用恰当的方式来帮助这些儿童青少年重新适应学校生活。然而，如果青少年明确表达了感受到来自校方的压力，这时家长就需要考虑去和校方做沟通,争取获得校方的理解,和校方共同合作,做好青少年复学的支持工作。

总之,遭遇心理健康问题而休学的青少年要顺利回归校园,需要多方面的准备。在系统医学干预的基础上,青少年、家长、校方共同合作,方能更好地帮助他们回归校园。

参考文献

[1] Li F, Cui Y, Li Y, et al. Prevalence of mental disorders in school children and adolescents in China: diagnostic data from detailed clinical assessments of 17, 524 individuals[J]. J Child Psychol Psychiatry, 2022, 63(1): 34-46. DOI:10.1111/jcpp.13445. Epub 2021 May 21. PMID: 34019305.

[2] 傅小兰,张侃,陈雪峰. 心理健康蓝皮书:中国国民心理健康发展报告(2019—2020)[M]. 北京:社会科学文献出版社,2021.

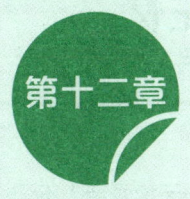

第十二章

老年痴呆

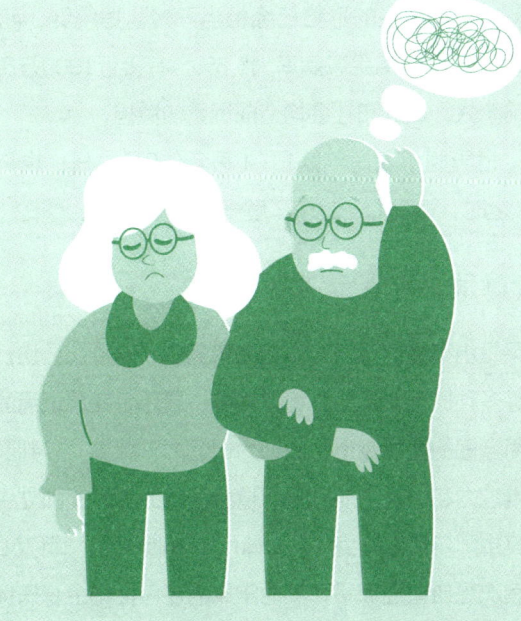

谁偷走了他的记忆
——认识老年痴呆

李志营　北京大学第六医院

您是否想过，如果有一天挚爱亲人不记得回家的路，不记得刚刚说过的话、做过的事，甚至已经不认识朝夕相处的您，您该怎么办？

全民爆火的电视剧《都挺好》让大众见识了父亲苏大强的"作天作地"，其言行惹人厌恶甚至鄙视，但其实他也有可怜的一面。晚年的苏大强已经患了老年痴呆，他很多不可理喻的行为其实是老年痴呆的典型表现。

当前，我国已步入老龄化社会，65岁以上老年人口占总人口的比例已达13.5%，老年痴呆的形势已经相当严峻。据统计，截止到2018年底，65岁以上人群中痴呆患病率为5.6%，有接近1000万患者。庞大的患者群体给个人、家庭和社会均造成沉重的负担。

在临近"世界阿尔茨海默病日"（每年的9月21日，也称"世界老年痴呆日"）之时，让我们一起来了解一下老年痴呆。

什么是老年痴呆

老年痴呆是由神经退行性变、脑血管病变、感染、外伤、肿瘤、营养代谢障碍等多种原因引起的一组症候群，是患者在意识清醒的状态下出现的持久而全面的智能减退，表现为记忆力、计算力、判断力、注意力、抽象思维能力和语言功能减退，情感和行为障碍，独立生活和工作能力丧失。其中阿尔茨海默病（Alzheimer's disease，简称AD）是最常见的类型，其次是血管性痴呆，其他常见的还包括帕金森病痴呆、路易体痴呆、额颞叶痴呆等。

老年痴呆有哪些表现

很多时候,AD常常被误认为是正常健忘。大家可能普遍认为年龄大了就是这样,"老糊涂"是老年人的正常现象,而没有认识到这其实是一种疾病。家属发现患者的第一个症状通常是忘记最近发生的事情,也就是近记忆下降,伴有思维判断能力、语言功能以及时间和空间感受能力下降,导致患者在生活中出现丢三落四、重复询问、外出时迷路、不会根据天气换衣服,以及不能独立购物、做饭、洗澡、上厕所等表现,部分老年人还会出现怀疑、幻觉、人格改变、无目的活动等精神行为问题。

发现家人有可疑老年痴呆表现时,家属该怎么办

当发现身边老年人出现记忆减退、性格改变等异常情况时,有可能是AD的早期表现,家属一定要带其及时就诊,寻求专业医生的帮助,不要听信传言,不可盲目服用保健品或药物。目前综合医院的神经内科、精神科、中医脑病科是接诊记忆障碍的主要科室,部分医院是老年科和临床心理科接诊。全国现在已经有近300个医院开设了记忆门诊,是专门诊治记忆障碍的专病门诊。

哪些检查可以帮助诊断老年痴呆

首次就诊时,医生需要询问病史和进行体格检查,并进行专业的神经心理测验,评估当前的认知功能水平;同时,做一些常规必要的化验和辅助检查,如血常规、血生化、甲状腺功能、叶酸和维生素B_{12}的含量等,做心电图、脑电图检查,以排除或发现可能引起痴呆的躯体疾病;大脑磁共振检查也是必要的,可以了解脑萎缩、脑血管病或可能引起记忆减退的其他改变。特殊的病因学检查,如ApoE基因检测、PET-CT等,可根据患者的不同情况而完善。

老年痴呆如何进行药物治疗

确诊AD后要根据医生的指导调整药物治疗。首先要停止服用可能加重记忆减退的药物；其次要选择合适的抗痴呆药物进行系统治疗，常用的药物包括胆碱酯酶抑制剂、谷氨酸受体拮抗剂等，这类药物可以改善认知功能，延缓疾病进展，提高患者日常生活能力，改善患者的生活质量。如果痴呆患者出现幻觉、兴奋等精神行为症状，需要短期服用抗精神病药物；如果患者合并抑郁，需要联合使用抗抑郁药物。患者服药期间应每3~6个月随访一次，评估药物的疗效和不良反应。

生活中老年痴呆患者和家人该怎么做

在生活中，老年痴呆患者可以参加必要的认知训练，比如针对记忆力的认知训练。这种认知训练利用日常生活中的情景帮助患者加强记忆，例如让他回忆一次家庭聚会的情景，家人可以和患者一起讨论有多少人参加了聚会、大家都说了什么话、吃了什么食物等，家人尽可能鼓励患者去回忆其中的细节。长期坚持练习会改善患者的认知状况，使大脑的功能维持更长的时间。同时，患者要积极锻炼身体，规律运动，管理自身存在的躯体疾病，如高血压、糖尿病、心脑血管病等。家庭成员要与医生共同制定照护方案，给予老年人更多的理解和支持。

如何预防老年痴呆

国际研究证据表明，超过1/3的痴呆病例可以通过干预危险因素的方法得到预防。

首先是调整生活方式。老年人需要保持良好的生活习惯，如戒烟限酒、规律锻炼、健康饮食及充足睡眠；发展自己的兴趣爱好，保持脑力活动，多阅读、下棋等；积极参加社交活动，多与朋友沟通交流，保持心情舒畅。

其次是管理身心疾病。 老年人要定期监测血压、血糖、血脂及体重，规律到医院体检，获得医生的用药、治疗及康复保健的建议；对于老年抑郁及失眠等常见疾病予以关注。

最后是要定期进行评估。 老年人要定期对记忆、情绪等方面进行评估，动态了解自己脑功能的变化，防患于未然。

老年痴呆是一种疾病，及时就诊治疗能够有效延缓疾病的发展，改善老年人的生活质量。让我们一起关注老年痴呆，关爱老年人群！

张海峰　　北京大学第六医院

痴呆的危险因素控制

痴呆是老年期最常见的慢性疾病之一，表现为记忆减退、对时间和空间识别困难、抽象思维及计算力损害，甚至出现人格和行为改变等。痴呆是一类疾病，包含阿尔茨海默病、血管性痴呆、额颞叶痴呆、路易体痴呆等多种亚型。其中，阿尔茨海默病是最常见的一种，俗称"老年痴呆"，占痴呆的半数以上。痴呆给老年人的身心健康带来极大损害，也给照料者带来沉重的负担。

国际阿尔茨海默病协会将每年9月定为"世界阿尔茨海默病月"，举办各种科普活动，以提高大家的认识水平。2021年的活动主题是"Know Dementia, Know Alzheimer's"，中国老年保健协会阿尔茨海默病分会（ADC/CAWA）将其翻译为"知彼知己，早诊早智"。

研究显示，痴呆是多种危险因素共同作用导致的疾病。其中，相当比例的风险是可以控制的。本文将从不同年龄阶段入手，向大家阐述12种可控的危险因素。

早年（<45岁）

早年接受更多的教育将有助于减少患痴呆的风险。我们的大脑在早年的学习能力最强。到了老年时期，大脑的可塑性虽不及早年，但参与益智活动仍可获益。香港的一项研究调查了15 882名65岁以上的老年人，发现积极参加益智活动（纸牌、阅读）的老年人患痴呆的风险比参加次数少的老年人低30%。因此，"活到老学到老"仍然值得鼓励。

中年时期（45～65岁）

中年时期，有更多的危险因素是我们可以尝试去控制的，包括听力下降、脑外伤、高血压、饮酒和肥胖。

听力下降

听力下降是痴呆危险因素中最常见、最重要的一个。正常人能够听到频率为20～2万Hz、强度为0～120分贝的声音，而听力下降的人只能听到25分贝及以上的声音。美国对6451人进行的大规模调查发现，听力下降会导致认知功能减退。而佩戴助听器可以减缓认知功能减退，进而降低罹患痴呆的风险。

脑外伤

脑外伤是指头颅骨折、水肿、脑损伤或出血，一般由车辆事故、军事行动、拳击、骑马跌落、枪炮损伤等引起。研究发现，脑外伤后脑内会出现广泛分布的过度磷酸化的Tau蛋白，这是痴呆主要的病理损害之一。保护好我们的头部，避免外伤，也能降低痴呆的发病风险。

高血压

著名的弗明汉后代大规模队列研究发现，中年患高血压与晚年患痴呆相关。研究发现，收缩压升高（≥140 mmHg，平均55岁）的受试者18年后患痴呆的风险比收缩压正常的人高60%。影像学研究发现，中年患高血压若未得到稳定控制，患者的大脑灰质体积缩小，脑白质呈高信号，考虑与痴呆风险增加有关。如果血压不稳的状况持续到老年期，则患痴呆的风险将比血压正常的老年人高1倍。

通过服药、加强锻炼、规律作息、改善情绪、健康饮食等多种方式，在中年期就开始控制好血压，可降低痴呆的患病风险。

酗酒

酗酒与脑结构改变、认知功能下降、患痴呆风险增加相关。一项纳入13 342名受试者（40～73岁）的研究发现，每周饮酒总量达到半斤以上50度白酒的人，反应速度显著变慢，并影响开车等日常活动。另一项纳入9087名受试者的研究发现，每周饮酒量约等于8两及以上50度白酒的人，罹患痴呆的风险比每周饮酒量约等于6两50度白酒的人高17%。进一步研究发现，每周饮酒量约等于6两及以上50度白酒的人，大脑右侧海马结构显著萎缩。

因此，尽早戒酒可有效地保护我们的大脑。饮酒量越大，患痴呆风险越高。

肥胖

一项纳入了近60万名35～65岁受试者、进行了长达42年随访的研究发现，肥胖［BMI（体重指数）≥30 kg/m^2，BMI=体重（kg）÷身高（m）^{2}］与患痴呆风险增加相关，而相应地，研究发现减肥可以改善认知功能，进而降低患痴呆的风险。

老年时期（＞65岁）

吸烟

吸烟者比不吸烟者具有更高的患痴呆风险。一项纳入5万名60岁以上受试者的研究发现，戒烟4年以上的受试者与不戒烟的受试者相比，接下来8年患痴呆的风险降低10%。所以，即使在老年时期戒烟，也可以降低痴呆的患病风险。

世界范围内，约有35%的不吸烟成年人和40%的孩子受到二手烟的伤害。虽然没有研究直接报告二手烟增加患痴呆的风险，但有研究发现受二手烟伤害的女性，记忆力受到损害。

因此，劝说家人戒烟既保护家人，也保护自己。

抑郁

抑郁与痴呆患病风险增加相关，也可以是痴呆的早期表现。一项对老年抑郁患者长达14年的随访研究发现，抑郁患者罹患痴呆的比例是非抑郁患者的1.5倍。但对于使用抗抑郁药物能否降低痴呆风险，目前尚无定论。

社交隔离

社交活动是认知功能的保护因素。社交活动减少与痴呆风险增加相关。一项纳入81万受试者的研究显示，终生单身的人患痴呆的风险比其他人高40%；而失去配偶的鳏寡老年人比配偶健在的老年人患痴呆风险高20%。日本一项长达10年的随访研究发现，参加社交活动多的65岁以上老年人比参加社交活动少的老年人患痴呆的风险低46%。

缺乏体育锻炼

关于体育锻炼的研究是比较复杂的，因为锻炼的方式随着年龄和时代而变化，但仍有大量研究显示，体育锻炼与降低痴呆风险相关，尤其是有氧运动。

空气污染

超过正常水平的NO_2、细颗粒物（PM2.5）与痴呆患病风险增加相关。有研究者比较了加拿大（空气污染水平相对较低）和全球其他地区的痴呆患病数据，发现加拿大人的痴呆患病风险比其他地区低10%。动物研究发现，空气污染物可造成心脑血管疾病、β淀粉样蛋白沉积、淀粉样蛋白前体沉积等病理过程，加速神经细胞退行性改变，进而增加发生痴呆的风险。

糖尿病

2型糖尿病是罹患痴呆的危险因素之一。研究发现，与非糖尿病患者相比，2型糖尿病患者罹患痴呆的风险增加60%；并且2型糖尿病越重，患痴呆的风险越高。

上面这些信息提示我们，虽然目前还没有特异的手段可以预防或逆转痴呆，但我们仍可以从多个角度去尝试降低痴呆的患病风险（图1），推迟甚至避免痴呆的发生，改善老年人的生活质量，让他们拥有更好的晚年生活。

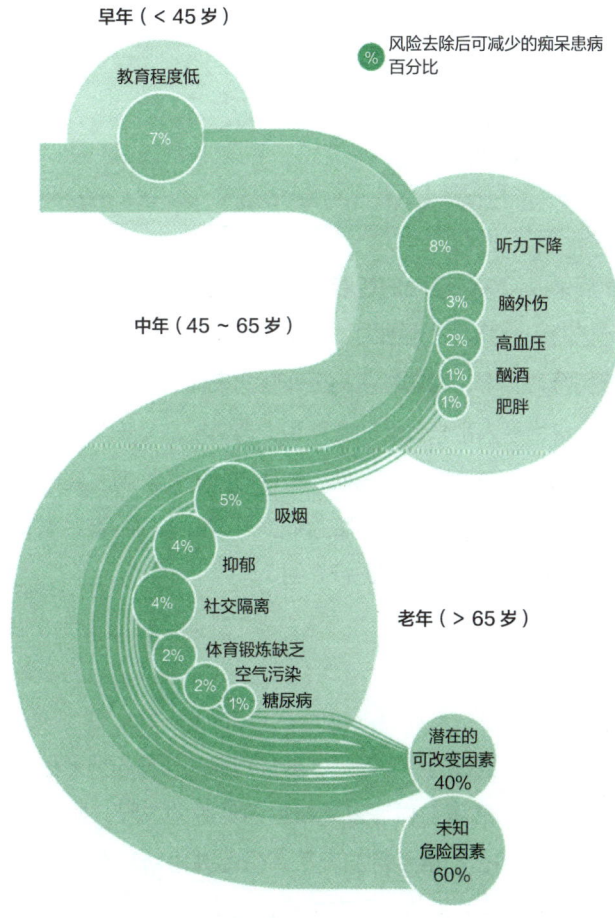

图1 不同年龄阶段的痴呆可控危险因素
注：改编自参考文献[2]。

参考文献

[1] 中国老年保健协会阿尔茨海默病分会. "知彼知己 早诊早智"——2021世界阿尔茨海默病月主题发布[Z/OL]. (2021-08-19). https://www.adc.org.cn/index.php/article/521.html.
[2] Livingston G, Huntley J, Sommerlad A, et al. Dementia prevention, intervention, and care: 2020 report of the Lancet Commission[J]. The Lancet, 2020, 396(10248): 413-446. DOI:10.1016/S0140-6736(20)30367-6. Epub 2020 Jul 30. PMID: 32738937; PMCID: PMC7392084.

精神障碍患者的居家护理
——老年痴呆篇

方涛　北京大学第六医院

老年痴呆以持久、全面的智能减退为特征。患者表现为意识清醒状态下的记忆力、计算力、判断力、注意力、抽象思维能力、语言功能减退，情感和行为障碍，独立生活和工作能力丧失。疾病严重影响患者的生活质量，也给家人带来沉重的心理和护理负担。

老年痴呆患者生活质量的高低和生存时间的长短与家庭护理有密切的关系。在现实生活中，家人面临着很多护理方面的困难。本文将针对痴呆患者居家护理的注意事项进行介绍。

基础护理

日常生活护理

指导患者保持良好的卫生习惯，养成规律的作息习惯，最大程度地实现生活自理。为患者提供尽量简单且易穿脱的衣服，如大纽扣的开衫、松紧带的裤子、不用系带的鞋子。督促并协助患者完成穿衣、洗脸、刷牙等简单的自我照料。可安排患者做些简单家务，如果已经不会做饭，可以尝试更简单的家务，如摘菜、洗菜、收拾餐桌。

在患者独立完成困难、需要协助时，可以用语言、动作一步一步指导。即使患者做得不规范，也要鼓励多参与，尽可能让其独立完成。避免过度照护，这对增强患者自信心并保持患者现有的生活能力帮助很大。

饮食护理

患者的一日三餐应定量、定时，尽量保持平时的饮食习惯；为其提供软滑、易咀嚼、温度适中、无刺、无骨、易于消化、营养丰富的食物，在保证营养丰富的基础上也确保进食安全。禁止食用坚硬的团块状食物。

对拒绝进食的患者，首先要了解原因，针对原因采取相应措施。例如，患者因为不愉快的事情拒绝进食，可尝试转移注意力，或鼓励其与家人一起用餐，也可在患者情绪稳定时进餐或少量多餐。

吞咽困难及卧床的患者应进食糊状食物，保证反复缓慢咀嚼，每次吞咽后再做几次空咽动作，确保食物全部咽下，以防噎食及呛咳。患者最好坐着进食，且餐后半小时依然保持坐立。对少数食欲亢进、暴饮暴食者，要适当限制进食量及进食速度，防止噎食，也防止因消化吸收不良而出现呕吐、腹泻。

二便护理

随着病情进展，患者的语言功能逐渐受损，可能很难表达自己的需求。要帮助他们养成良好的如厕习惯，细心观察如厕前的表现或言语，如患者坐立不安、提着裤子来回走动等，可能提示需要带其如厕。

对二便失禁者，定时协助其大小便，防止尿潴留和肠梗阻；尿湿衣裤后应及时更换，不要批评指责，保持皮肤、床铺的整洁、干燥。便秘患者宜多摄入膳食纤维，适度运动；必要时寻求医护人员的帮助，使用药物改善，切忌擅自应用泻药。

睡眠护理

痴呆患者往往睡眠颠倒，白天瞌睡，夜间吵闹。白天尽量鼓励患者多运动，做一些喜欢的娱乐活动，如画画、下棋、拼图、编织等，既能锻炼大脑，又可以减少白天卧床睡觉，利于改善夜间睡眠。

创造安静、光线和温湿度适宜的睡眠环境，睡前不饮浓茶、咖啡等。严重失眠者可在医生指导下合理使用药物辅助睡眠。充足的睡眠对于改善病情非常重要，也能在一定程度上减轻家人护理的重担。因此，应尽可能保证患者有充足的睡眠。

口腔及皮肤护理

督促或协助患者保持口腔卫生，每天定时刷牙。不能自己刷牙的患者，早晚用温盐水或漱口水清洗口腔。每天进食后适量饮水，也有助于清洁口腔。

对于长期卧床的患者，要定时温水擦澡，并涂上润肤霜。保持床褥干燥、整洁，定时翻身，应抬起并移动；在肘关节、膝关节、髋关节处垫软垫，对骨隆突处的皮肤做按摩，检查是否有擦伤、压红，可购置防压疮床垫或气垫床垫以防出现压疮。

安全护理

环境

为患者提供固定、安静的生活环境，避免频繁更换住所。室内布置宜简单、清爽，有熟悉的家具及老物件；保持地面干燥、整洁并防滑，减少物品堆放，让患者有充分的活动空间。

减少刀子、剪刀等危险性物品的使用，所有有可能伤害患者的东西都要妥善保管。受疾病影响，有的患者可能会随手抓起东西就吃。因此，可放进嘴里的任何东西都要妥善保管，以防误食。拆除家中诸如厕所、厨房等处并不是非常重要的门锁，防止患者把自己反锁困住。

药物

老年痴呆患者记忆功能逐渐减退，很难做到规律服药，会经常忘记吃药、吃错药或重复服药，需要家人严加监督，以免遗忘或错服。有的患者不认为自己有病，或因幻觉、多疑而认为家人给的是毒药，这时需要家人耐心解释、说服，必要时也可以将药研碎拌在饭中吃下。对于吞咽困难的患者，可将药研碎后溶于水中服用。

患者常不能诉说其躯体不适，家人要细心观察患者服药前后有何异样，及时向医生反映并根据情况调整用药方案。

跌伤

保持居家物品尽量简单且摆放合理。卫生间要有明显的标识，马桶两侧安装扶手，可以安装夜灯以保证夜间如厕时的安全。陪伴或搀扶患者上下楼梯，并为其提供合脚、防滑的鞋子，保持室内地面干燥以防滑倒。

走失

随着疾病的进展，病情严重的患者可能出门后无法找到回家的路。因此，尽量不让患者单独外出，外出时有人陪同，家人走在其后面或陪伴左右，保证患者一直在家人的视线范围内。坐公交车时，让患者先上车，家人再上车，同时为患者佩戴身份识别卡或GPS定位手表。

心理护理

老年痴呆患者可能存在明显的听力、视力下降。因此，家人要用尽可能简单、直接、形象的语言跟其沟通，保证口齿清楚和语速缓慢。多尊重和关心患者，多给予鼓励和赞赏，肯定患者在自理和适应方面做出的任何努力，切忌使用刺激性的、不尊重的言语。

在患者不合作或情绪不稳时，家人要保持足够的耐心，可以尝试先转移注意力，耐心引导患者恢复平静。不要指责、埋怨，不要与其争论或强迫他们做事，以免引起更大的情绪反应。

康复训练

虽然老年痴呆是一种无法逆转的疾病，但一定的康复训练有助于延缓疾病的进展。因此，可以根据患者疾病的严重程度和躯体状况，制定适合的康复活动。

记忆训练

跟患者聊天，一起回忆患者经历的有意义或有趣的事情。鼓励患者参加一些力所能及的社交活动，通过动作、语言、声音、图像等信息刺激，延缓记忆力的衰退。在房间内挂放日历和时钟，设立提醒标志，也可以帮助患者记忆。

智力锻炼

可以玩拼图游戏，做一些卡片（印有水果、蔬菜、日用品等）进行归纳和分类，或者进行由易到难的数字记忆和计算能力训练等。

理解和表达能力训练

可以鼓励患者讲述简单、具体的一件事情，如既往感兴趣的炒菜是如何一步步完成的；也可以尝试让患者解释一些词语的含义。

生活技能训练

结合日常生活常识训练老年人自行解决日常生活中的问题，例如如厕、洗漱、进食、更衣、修饰和维护仪表等。

由于大脑受疾病影响的部位和程度、个体情况、周围人的态度以及环境的影响各有不同，使每一位老年痴呆患者都变得独一无二，这也使家人照顾患者更加辛苦。但是，老年痴呆患者依然有体验快乐和悲伤的能力，依然期待爱和被爱，我们也依然有千万种理由努力让他们感受到家人的关怀！让我们共同努力帮助老年人减少疾病的困扰，让家庭充满爱的珍贵回忆！

参考文献

[1] 郭延庆. 精神障碍护理学[M]. 北京：北京大学医学出版社，2009.
[2] Jia L, Quan M, Fu Y, et al. Dementia in China: epidemiology, clinical management, and research advances[J]. Lancet Neurol, 2020, 19(1): 81-92. DOI:10.1016/S1474-4422(19)30290-X. Epub 2019 Sep 4. PMID: 31494009.

[3] 洪立，王华丽. 聪明的照护者[M]. 香港：中国新闻联合出版社，2011：122-137.
[4] 吴一嫣，程琳，徐明莉. 益智训练对老年痴呆老人认知水平及生活质量的影响[J]. 国际护理学杂志，2020, 39（15）：2697-2699.

附录

获取更多关于痴呆的知识，请浏览中国老年保健协会阿尔茨海默病分会（ADC）网站，网址为www.adc.org.cn。

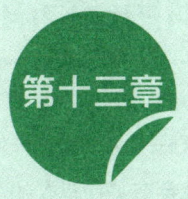

第十三章

治疗与测验

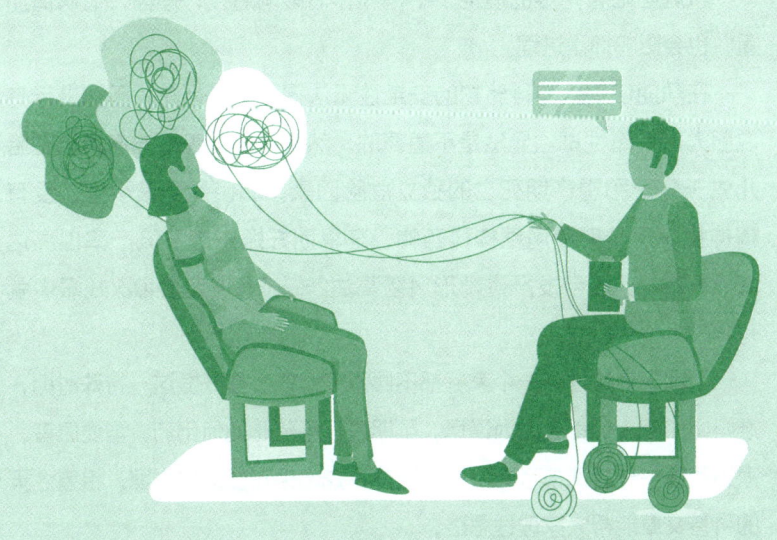

准妈妈的精神科用药指南

何萤萤　北京大学第六医院

孕育新生命对于整个家庭来说，都是一件开心、有成就感的事情。不过，谁都无法保证怀孕就会有"正常"的结果。在临床工作中，我们常会遇到一些准妈妈在家属陪伴下，忧心忡忡地前来咨询。她们患有精神疾病或正在使用精神科药物治疗，或是准备怀孕，或是已经怀孕。整个家庭通常会关心以下问题：

孕期使用精神科药物是否会对胎儿造成不良影响？

准备怀孕了，是否必须停药？

孕期如果停药，病情是否会加重？是否会对胎儿更不好？

服药治疗期间，意外怀孕怎么办？

家庭面临着两难的境地：不停药，怕影响后代；停药，怕病情加重，也会影响怀孕进程。

在孕期使用精神科药物的安全性无法得到明确证实，因为进行有说服力的前瞻性试验显然是不道德的。然而，孕期患精神疾病也是胎儿先天畸形和围产期死亡的独立危险因素。即使是正常孕妇，没有精神疾病及孕期使用精神科药物，在早期妊娠中自发流产率也高达10%~20%，而自发严重畸形风险高达2%~3%（大约40次妊娠中就有1个）。

孕期意外是任何一个家庭都不愿意经历的。在妊娠这一特殊时期，准妈妈和家人们都会尤为谨慎。孕期是否用药，如何用药，需要患者、家属和医生一起谨慎考虑、权衡利弊，找出相对优选的方案。希望今天的科普文章能帮大家理理思路。

妊娠期精神科药物安全性分级

首先，我们了解一下**美国食品药品监督管理局（FDA）制定的妊娠期药物安全性分级。**

> A级：人体研究显示药物对胎儿安全。
> B级：动物研究显示对胚胎无害，但缺少在孕妇身上进行的研究；或者，动物研究显示对胚胎有害，但在孕妇身上进行的对照研究没有发现对胎儿有害。
> C级：动物研究显示有不良效应，但缺少在孕妇身上进行的研究；或者，没做动物研究，也没有在孕妇身上进行研究。
> D级：在孕妇身上进行的对照研究或观察性研究显示对胎儿有害，但治疗益处可能大于潜在的危害。
> X级：对孕妇或即将怀孕的女性禁用。

可惜的是，精神科药物中并无A级药物，也就是说没有任何一种精神科药物对胎儿发育是绝对安全的。因此，原则上不主张在孕期使用精神科药物。

但是，在临床中，我们见到过孕期抑郁发作、反复自杀的孕妇，精神分裂症复发、在强烈不安全感和幻听驱使下拒食拒饮的孕妇，躁狂发作、疯狂活动、整宿不睡觉的孕妇，焦虑症加重、重压下要求引产的孕妇……遭遇这种极端情况时，妊娠通常无法正常继续。

所以，在权衡利弊的基础上，很多准妈妈都不可避免地需要在孕期使用精神科药物，以减少复发、缓解症状，进而减轻精神疾病对母体、胎儿和家庭的影响。

那么，如果非用不可，我们可以先在B级药物中寻找可选项；但是大多数精神科药物落在了C级，C级药物在致畸方面是相对安全的。精神科药物中D级和X级的药物相对少些，通常我们不会在孕期使用D级和X级药物。

知道了精神科药物的安全性分级，准妈妈们可以先看看自己所用药物的安全等级，心里有个谱。但具体如何使用和调整，请大家务必到医院跟医生进行详细沟通。

下面针对大家经常咨询的问题，分享一下**孕期用药的一般原则**。

对于所有正在使用精神科药物的孕妇

- 需要告知产科团队自己使用精神科药物的情况。
- 患者、家属、精神科医生、产科医生共同参与治疗决策。
- 使用最低有效剂量。如条件允许，监测血药浓度。
- 药物种类尽可能少，无论是同时使用，还是先后使用。
- 保证充分的产检和胎儿筛查。
- 孕后期尽量减少药量或停药，监测新生儿撤药反应。
- 围产期需要精神科会诊，处理药物可能带来的潜在问题。

孕期新诊断精神疾病的准妈妈

- 除非利大于弊，在妊娠开始的12周内尽量避免使用精神科药物（此期胎儿的主要器官正在形成）。
- 若必须使用，则考虑安全级别更高的药物，并使用最低有效剂量。

正在服用精神科药物的女性准备怀孕

- 若医生评估后认为准妈妈病情稳定、状态良好、复发风险低,可以考虑逐渐减量,停药后怀孕,必要时在怀孕12周后再用药。
- 对于患有严重精神疾病或复发风险高的女性,终止治疗并不明智。可以考虑换用风险更低的药物,但需要注意换药可能增加的复发风险。

正在服用精神科药物的女性意外怀孕

- 首先需要知道,证实怀孕后停用已知有致畸风险的药物,有可能消除不了胎儿畸形的风险。
- 若医生评估后认为病情稳定、状态良好、复发风险低,可以考虑制定逐渐停药方案,密切观察病情变化,定期复诊。
- 患有严重精神疾病或复发风险高的女性,怀孕后突然停止治疗是不明智的。复发对母亲和胎儿危害更大。因此,可考虑继续使用目前有效的药物,而不是换药,以减少胎儿暴露的药物种类以及降低孕妇复发风险。当然,是换药还是延续使用需要谨慎决策,尤其是正在服用D级药物的孕妇。

除了药物治疗,准妈妈们的其他选择

- 对于药物治疗效果不佳或者有强烈自杀倾向的孕妇,电抽搐治疗有效且相对安全。
- 有研究表明,低频重复经颅磁刺激(rTMS)对孕期抑郁症有较好的疗效,且对孕妇和胎儿无明显不良反应。

- 妊娠期焦虑障碍首选心理治疗，可用认知行为疗法、支持性心理治疗等，效果不佳再考虑用药。

给准妈妈们的几点提醒

- 孕期精神疾病往往预示着产后精神疾病，围产期一定不能放松警惕。
- 围产期孕妇的精神健康状况会影响产妇自身健康、胎儿健康和家庭环境。
- 准妈妈们顺利生产后，也要尽快获得精神科医生的帮助，评估是否需要及时用上精神科药物。毕竟，过了生育关，养育才是更长情的爱。

尽管准妈妈们阅读了这份孕期精神科用药指南，要做好利大于弊的治疗决策仍然不容易。希望家人们，尤其是丈夫，能在孕期给准妈妈们更多的沟通、接纳与情感支持。没有人能预知并避开人生的所有风险，如果家庭决定了要孕育新生命，那就跟医生共同配合，不苛求十全十美的决定，拥有承担风险、遇到问题积极解决的信心与决心，这一点最为重要。

最后，祝愿更多的家庭能在孕育新生命的过程中，体验到丰盈的愉悦。

参考文献

[1] 沈渔邨. 精神病学[M]. 5版. 北京：人民卫生出版社，2009.
[2] Taylor D, Paton C, Kapur S. Maudsley精神科处方指南[M]. 司天梅，译. 北京：人民卫生出版社，2017.
[3] 郝伟，陆林. 精神病学[M]. 8版. 北京：人民卫生出版社，2018.

刘 炜 石 川　　北京大学第六医院

心理测验知多少

"医生，我是不是得了抑郁症啊？"

"医生，我的心理测验及格了吗？"

"医生，心理测验应该有标准答案吧？"

……

精神科的心理测评室里人来人往，患者们对心理测验充满了各种各样的疑问，而这些疑问背后的原因是大家对心理测验普遍了解不足，甚至产生了很多误解。谈到"心理测验"，您会想到什么？精神科的心理测验又是什么样的呢？相信读完这篇文章，您会对心理测验有一个新的认识。

什么是心理测验和心理量表

心理测验既可以理解为一种测量工具，也可以理解为一项测量活动。

第一层含义：心理测验是指以了解人的心理或行为特点为目的，获取有效资料的一种测量工具。例如人格测验、记忆测验、智力测验等。

第二层含义：心理测验是指以了解人的心理或行为特点为目的的一项行为活动。例如用韦氏儿童智力量表对某位同学进行一次智力测验。

心理测验除了存在由一个个"题目或项目"组成的形式外，还存在由图形、模型、实物或符号组成的测验形式。

心理量表是一种具有参照点和单位的标准化测量工具，其特点是以文字形式呈现（图2）。在许多场合，"心理量表"与第一层含义的"心理测验"经常被用作同义词。

焦虑自评量表（SAS）				
请仔细阅读每一条项目，然后根据你最近一个星期的实际感觉，选择适合的答案。每一条文字后有四级评分，含义如下：1 表示没有或很少时间，2 表示小部分时间，3 表示相当多时间，4 表示绝大部分或全部时间。				
1　我觉得比平时容易紧张和着急	1	2	3	4
2　我无缘无故地感到害怕	1	2	3	4
3　我容易心里烦乱或觉得惊恐	1	2	3	4
4　我觉得我可能将要发疯	1	2	3	4
5　我觉得一切都很好，也不会发生什么不幸	1	2	3	4
6　我手脚发抖打颤	1	2	3	4
7　我因为头痛、颈痛和背痛而烦恼	1	2	3	4
8　我感觉容易衰弱和疲乏	1	2	3	4
9　我觉得心平气和，并且容易安静坐着	1	2	3	4
10　我觉得心跳得快	1	2	3	4

图2　焦虑自评量表（SAS）部分题目

心理测验的"原理"是什么

测量是根据一定的法则（方法或规则），使用量具对事物的属性或特征进行定量描述的过程。例如水银温度计利用了热胀冷缩的原理，水银遇热膨胀后液面上移，遇冷收缩后液面下移。我们可以通过观察温度计中水银柱高度的变化来推测温度的高低。

那么，心理测验是依据什么原理对人的心理进行测量的呢？

人的心理具有隐蔽性，通常难以直接测量，但是它可以通过行为表现出来，而行为是客观存在的。因此，我们可以通过一定的规则或方法测量人的外显行为，进而去推测人的心理。

比如我们依据智力理论编制相应的智力测验，然后采用智力测验对个体进行测量，根据个体在智力测验中的行为表现去推论其智力水平。

心理测验和量表在精神科临床工作中具有什么作用

心理测验和量表已成为精神科临床工作当中必不可少的量化评估工具，在精神科临床诊断及评估中具有重要的作用。

辅助疾病诊断

采用心理测验或量表可以评估患者的症状表现、严重程度及功能损害情况，是临床诊断的重要参考。

疗效评估

采用心理测验或量表观察治疗过程中患者病情的变化情况，评估治疗效果，有助于及时调整治疗方案。

精神科常用心理测验和量表有哪些

精神科目前所使用的心理测验和量表已多达上百种，常用类型见表2。

表2　精神科常用心理测验和量表

类型	常用测验和量表
焦虑评估	焦虑自评量表、汉密尔顿焦虑量表、7项广泛性焦虑障碍量表、社交焦虑量表、Sarason考试焦虑量表等
抑郁评估	抑郁自评量表、汉密尔顿抑郁量表、蒙哥马利抑郁量表、9项患者健康问卷、贝克抑郁量表、老年抑郁量表、爱丁堡产后抑郁量表等
躁狂评估	Bech-Rafaelsen躁狂量表、Young躁狂评定量表、心境障碍问卷、轻躁狂检测清单等
精神病性症状评估	简明精神病量表、阴性症状量表、阳性症状量表、阳性和阴性症状量表、慢性精神病标准化量表等
睡眠问题评估	匹兹堡睡眠质量指数量表、失眠严重程度指数量表、Epworth嗜睡量表、不宁腿量表、阿森斯失眠量表、睡眠卫生知识量表、睡眠卫生习惯量表等
痴呆及相关评估	简明精神状态量表、蒙特利尔认知评估、长谷川智能量表、Hachinski缺血量表、临床痴呆评定量表、画钟测验、科赫立方体组合测验、波士顿命名测验等

续表

类型	常用测验和量表
儿童相关问题评估	Achenbach儿童行为量表、Conners儿童行为问卷、儿童发育量表、感觉统合能力发展评定量表、孤独症行为量表、儿童抑郁障碍自评量表等
一般心理健康评估	症状自评量表、患者健康问卷、自测健康评定量表、康奈尔医学指数等
个性特征评估	艾森克个性测验、明尼苏达多相人格调查表、爱德华个性偏好量表、16项人格因素问卷、米隆临床诊断问卷等
神经心理评估	精神分裂症认知功能测验（MCCB）、重复性成套神经心理状态测验、临床记忆测验、定步调听觉连续加法测验、Stroop色词测验、威斯康星卡片分类测验等
智力评估	中国韦氏成人智力量表、中国韦氏儿童智力量表、瑞文推理测验、中国比内测验等

此外，强迫症状评估、自杀和攻击风险评估、物质依赖评估、生活事件及应激评估、进食问题评估、社会和生活功能评估等类型的测验和量表也较为常用。

关于心理测验的常见问题（Q）与解答（A）

阅读完上面的知识介绍，大家对心理测验是不是仍有一些疑问？我们整理了一些关于心理测验和量表的常见问题，快来看看你是不是也有同样的疑惑！

Q：心理测验的报告显示我有重度抑郁，我是不是得了抑郁症啊？

A：很多患者完成心理测验之后，报告中可能会有一些结果提示，如"重度抑郁""轻度焦虑""强迫症状严重"等。这些结果是否就意味着得了相应的精神疾病呢？

答案是不一定。

心理测验类似于我们平时看病时的"抽血化验"，是医生临床诊断时的重要参考。并且，由于精神疾病的特殊性以及心理测验的局限性，心理测验的结果不能代替医生的临床诊断。

💡 因此，即使患者的心理测验报告提示异常，仍需临床医生结合其他资料以及诊断标准，进行全面系统的评估之后才能做出最终诊断。

Q：医院的心理测验或量表测得准吗？

A："医生，你们这个量表测得准吗？"心理测验和量表的准确性是很多患者最关心的问题。那么究竟心理测验或量表测得准不准呢？

对于这个问题，需要辩证地看待。

首先，精神科所采用的心理测验和量表一般均具有科学的理论依据，经过了严格、规范的编制及修订，信度和效度指标良好。但是，任何心理测验都不是完美无缺的，且人的心理及行为表现复杂多样，测量难度大。因此，心理测验都会存在一定的误差。

此外，心理测验可能会受到各种因素的影响，比如测验时间、测验环境，以及受测者的身心状态、测验动机、测验态度等。

💡 因此，只要测验过程规范，患者正确理解测验规则及项目含义，真实作答，心理测验的准确性一般都是比较高的。

Q：我在别的医院（或我上次看病时）已经做过心理测验了，这次还需要做吗？

A：一般是需要的。

首先，也是最重要的一点，多数心理测验或量表都有评估"时效性"的规定，其评定的是某一段时间范围内的情况，一般为当时、近1~2周或近1个月内的情况。如焦虑和抑郁自评量表评定的时间范围为过去1周内的情况。

其次，不同医院的心理测验和量表类型、施测过程、报告解释等可能存在一定差异，并不能完全保证测验结果的适用性。

最后，不同医生的临床经验及评估角度不同，在心理测验的使用上也会存在差异。更换就诊医院或医生时，还是应该按照新的医嘱完成相应的测验。

 因此，为了更好地评估，是有必要再次进行心理测验的。

Q：心理测验应该怎么回答比较好呢？是不是有正确答案呀。

A：一些患者在心理测验的过程中因为各种原因，往往会选择一些看起来"正确"或"好"的选项。这种回答方式一般是不正确的。

心理测验一定要根据自己的真实情况回答。

精神科常用的心理测验中的确有一小部分测验是有"正确答案"的，如智力测验、部分认知评估测验等。这些测验需要我们尽最大努力回答出正确答案。除此之外的其他心理测验和量表一般均没有"正确答案"。这部分测验和量表需要我们按照指导语的提示，选择最符合自身实际情况的选项。

 心理测验不是考试，测验过程中如果倾向于选择自己认为"正确"或"好"的选项，会影响测验结果的准确性和客观性。

心理测验温馨提示

1. 进行心理测验时需正确理解测验规则及项目含义，如有任何疑问，可询问心理测评室医生。

2. 多数心理测验和量表的答案无对错之分，请您根据自己的真实情况进行回答或操作，这样才能得到客观、准确的结果。

3. 进行心理测验一般需要具备一定的阅读和理解能力，部分操作测验还需要具备基本的视力、听力及手部操作能力，建议老年人最好有家属陪同。

4. 当您独立完成心理测验存在困难时，可在家属协助下进行。

参考文献

[1] 张厚粲，龚耀先. 心理测量学[M]. 杭州：浙江教育出版社，2012.
[2] 戴海琦. 心理测量学[M]. 北京：高等教育出版社，2015.
[3] 金瑜. 心理测量[M]. 2版. 上海：华东师范大学出版社，2005.

陈发展　　同济大学附属净胜卫生中心

对心理治疗的十个常见误解

心理治疗（包含心理咨询，下同）是精神科重要的治疗方法之一。随着社会经济的发展，心理健康越来越受到重视，心理治疗也被越来越多的人了解、接纳和使用。甚至，面对有心理困扰的朋友、同事、邻居或者家人时，有人说："去接受心理治疗吧，千万别吃药，因为药物有不良反应。"也有人说："心理治疗就是陪你聊天，解决不了什么问题。"可见，一些人对心理治疗的了解尚不全面。今天我们就来聊一聊大家可能对心理治疗存在的十个常见误解。

误解一：心理治疗就是找个人说说话、聊聊天

心理治疗的过程的确以谈话为主要载体，但是此"谈话"非彼"谈话"。心理治疗中的谈话是基于医学、心理学、教育学和社会学等多门学科的专业理论，是一个科学而严谨的过程。比如，当治疗师问您"您是哪里人啊？做什么工作"，可能是在评估您的社会文化背景、社会功能、认知功能、人际关系，甚至人格特征。治疗师是个"内心戏"很足的人，因为谈话背后都有专业性和科学性"假设"。

误解二：心理治疗解决不了我的现实问题

心理治疗确实无法直接帮您挽回失去的恋人、提高孩子的学习成绩、找到一份高报酬的工作，但是心理治疗可以和您一起建构"究竟问题是什么""问题发生的情景是什么""问题是如何形成并持续存在的"，一起探索理解和解决现实问题的新视角，了解现实问题背后的诉求和资源。或许治疗后你不再想解决上述"问题"，因为它们可能已经不是"问题"了。当"问题"不再是"问题"时，就意味着它以另一种方式被解决了。

误解三：寻求心理治疗说明我是一个懦弱的人

恰恰相反，当您敢于面对内心的痛苦或症状，尝试理解和改变自己时，这说明您是一个勇敢的人。从自身或者所处的系统做出新的尝试，善于反省自我、信任他人，这些都在提示您的人格具有弹性，有弹性的人往往是内心强大的。

误解四：心理治疗只能治疗较轻的心理疾病，对重性精神疾病没有用

心理治疗是精神科的常用治疗方式之一，重性精神疾病同样需要心理治疗，这已经成为业界共识。只是在精神疾病病程的不同阶段，治疗方法和目标会有所不同。比如在精神疾病的急性发作期，可能以支持性心理治疗、家庭的健康教育、针对急性症状的干预等为主；在疾病缓解期和恢复期，以恢复社会功能、激发资源、预防症状复发、优化人际系统等为主。

误解五：既然心理治疗这么有用，精神疾病患者就可以不用服药，只做心理治疗了

药物治疗、物理治疗和心理治疗是精神疾病的主要治疗方式。对于中度以上的精神疾病，药物治疗是基础，联合物理治疗和心理治疗是常

态，但是不能只使用心理治疗。精神疾病，尤其是重性精神疾病，例如精神分裂症、双相障碍等，都具有病理生理因素，是需要药物干预的，而且药物治疗是主要的治疗手段。如果病情达到了临床痊愈并完成了维持期的治疗，则药物是否可以停用应由精神科医生来评估判断，不是心理治疗师决定的。

误解六：能不服药就不服药，因为药物都有副作用，心理治疗没有副作用

心理治疗虽然以谈话互动为主，但是同样具有与治疗目标不一致的副作用，甚至会有严重的伤害性。心理治疗常见的副作用有出现情绪或躯体症状、问题未解决或恶化、治疗依赖或过度紧密、人际关系紧张、生活环境变化、病耻感等。这些副作用会带来一定的压力和不适，但大部分都是短暂的，甚至有些副作用可能有利于预后。例如治疗过程中的创伤暴露、哭泣、难过等，对于最终消除创伤性反应是有益的。

误解七：心理治疗师真的非常理解和欣赏我，他是爱上我了吗

心理治疗过程中，治疗师接纳、理解、积极关注来访者，并与来访者共情，创造一种安全舒适的沟通环境。这是心理治疗的积极效应，也是治疗师的专业态度，并非治疗师爱上您。但是也不用沮丧，这是您合理的"猜测"，可以在心理治疗中加以讨论，也许会进一步加速您心理治疗的进程。

误解八：我想和我的治疗师交个朋友，有事没事出来聚聚，对我应该会有很大帮助

心理治疗是一个科学的过程，也是一个不同于其他医学治疗手段的特殊过程。治疗师和来访者在工作期间会有大量的心理信息交换，来访者在成长中会阶段性地把治疗师当成比较重要的人，双方在心理上是比

较"亲近"的。正因为这种特殊性，心理治疗需要遵循严格的伦理设置。一般而言，在治疗中和治疗结束后的两年内，治疗师和来访者不能建立治疗关系以外的关系，避免形成剥夺性关系，从而伤害到来访者。因此，治疗师不和您交朋友是一种专业性的表现。相反，如果治疗师在治疗以外和您联系、交流，甚至聚会，说明治疗师不够专业，违背了职业伦理。而且，治疗中的治疗师是经过专业"修饰"的，他在生活中也是一个普通人。

误解九：每次接受心理治疗后，都应该有一些进步和改善

心理治疗主要是通过来访者和治疗师之间有效而积极的交流来实现疗效的。这个过程的影响变量很多，包括来访者的期待、治疗关系、治疗目标和解决问题的经验等。您有进步和改善的期待是一个很重要的疗效因子，但是心理治疗的过程是动态变化的，有时候会达到您的期待，有时候则可能会让您失望。如果您每次都感觉有进步和改善，反而需要小心，这可能是一种"假进步"。偶尔有些小失望、小倒退，才是心理治疗的真实进程。

误解十：我的孩子有问题，快点把他修理好

一个人出现了心理问题不仅仅与个体有关，还与个体所处的人际环境有关。尤其是未成年人，心智尚在发展过程中，他与家庭共用自我边界，所以孩子的心理问题基本上反映的是整个家庭系统的问题。父母往往需要参与到孩子的心理治疗过程中，甚至需要进行家庭治疗，从家庭整体来解决孩子的问题。因此，心理治疗不仅仅需要"修理"孩子，还需要"修理"父母。

总之，我们的心理和身体一样，也会遇到困难和生病。药物治疗、心理治疗等多种手段能够帮我们疗愈心理困扰和疾病。我们对心理治疗不用过分相信，也不用刻意排斥，应科学认识、消除误解、合理选用。

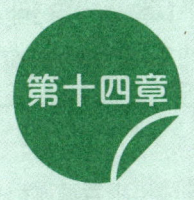

第十四章

复发预防与康复

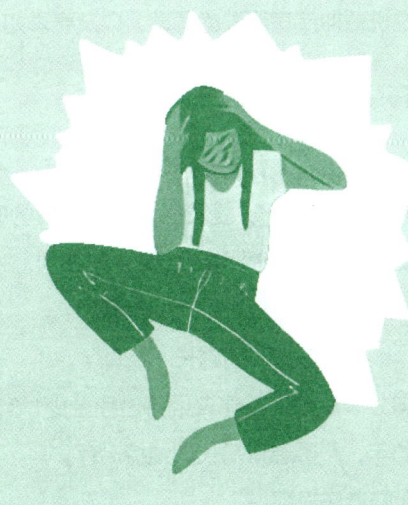

筑好预防复发的第一道城墙
——关于春季精神疾病复发的常见问题

耿 彤　北京大学第六医院

临床工作中，许多精神障碍患者家属都会询问："春季是精神疾病的高发季节吗？"

的确，临床上存在春季精神疾病高发的现象，但目前尚没有公认的、科学的理论能够解释这个现象。

常见的说法包括：①天气变化：春季气温上升，气压下降，空气中氧气含量不足，令人不舒服；天气变化多端导致内分泌紊乱，进而导致精神状态的起伏变化。②中医理论：春季阳气上升，人体阳气升发缓慢，阴阳失调，导致情志失控。

下面我们具体说说精神疾病复发的危害，以及春季如何预防复发。

精神疾病的复发有哪些危害

复发次数越多，症状缓解需要的时间越长

研究显示，精神分裂症第一次复发后，症状缓解的时间平均需要47天；第二次复发后，则延长到平均76.5天；第三次复发后，则平均需要130天。可见，复发次数越多，治疗也就越困难。

复发次数越多，维持治疗的时间越长

首次发作的精神分裂症患者，建议维持治疗至少1年；对于复发患者，需维持治疗2~5年，严重患者需长期维持治疗。

反复发作会对大脑造成损害

影像学研究显示，精神疾病患者的大脑灰质随着复发次数的增加而明显缩小。这会造成患者的认知功能损害逐渐加重。

反复发作会影响社会功能

病情复发造成患者学业或工作中断,错失求学、就业机会;多次发作会使患者难以回归到原有的生活或工作状态。

复发前有哪些征兆

1. 睡眠改变:睡眠是精神疾病的晴雨表,多数患者复发前会出现入睡困难、早醒、多梦、睡眠不规律等表现,有的患者也会表现为睡眠过多。

2. 情绪改变:情绪变得不稳定,表现为烦躁、易怒、紧张、恐惧,或变得沮丧、悲观失望、焦虑不安、情绪亢奋或低落等。

3. 行为改变:部分患者行为上可能会出现冲动、伤人、毁物等,或者活动增多、无目的性,或者活动减少、疏远他人、生活懒散等。

4. 进食改变:食欲减退或亢进、过量饮酒、不加控制地进食高热量的食物等。

5. 精神症状波动:再次出现敏感多疑、自语自笑、不承认有病、拒绝服药等。**"复写症状"** 是复发的重要标志,即既往发病时曾经有的精神症状再次出现。例如,再次说凭空能听见邻居骂自己。

如果出现复发先兆,应该怎么办

1. 及时就医:家属应带患者及时就医,寻求专业帮助,调整治疗方案,必要时接受住院治疗。

2. 自我调整:如果暂时不具备及时就医的条件,可以适当增加目前所服用药物的剂量,或对症处理。一定注意,自行调整药物的行为实属无奈之举,如果具备就诊的条件,应尽快就医。

3. 调整环境:如果患者病情波动和外界环境有关,建议立刻恢复原有生活状态。如果外出时病情波动,建议尽快回家。

如何预防复发

1. 坚持服药：坚持服药！坚持服药！坚持服药！（重要的事情说三遍。）

造成病情复发最主要的原因是中断药物治疗。中断药物治疗的患者中有60%~70%在1年内复发，约90%在2年内复发。一些患者拒绝服药，应积极寻找原因并解决问题，保证其坚持规律治疗。

2. 定期复诊：在维持治疗的前提下定期复诊，在专业人员帮助下，更好地预防和治疗精神疾病。定期复诊并不是"定期开药"，治疗过程中遇到任何问题都可以向医护人员咨询，寻求帮助。

3. 规律生活：保证睡眠时间，每天7~8小时；规律起居；饮食规律，注意饮食结构合理搭配；适量运动；学习做家务，既可以帮助家人减轻负担，又可以丰富生活。

4. 家庭照料：家庭对于精神障碍患者的病情稳定有至关重要的作用。家属应尽力做到：监督服药，随时观察病情变化；帮助患者及时进行心理疏导，排忧解难；陪伴患者就医，和医生及时沟通，成为医生与患者之间的桥梁；为患者提供和睦温馨的生活环境，提供必要的生活保障。

5. 应急预案：提前做好病情波动时的应急预案。将就医所需要的所有物品放在一起，包括就诊卡、医保卡、门诊病历本、既往医院检查的报告单等。用一个卡片记录各家医院的门诊电话、社区紧急求助电话、社区民警的联系方式、各家精神专科医院的地址、药物中毒急救医院的地址等信息。

6. 康复训练：在药物治疗的同时进行系统的社会功能康复训练，能有效预防精神疾病复发，改善患者的社会功能。常见的康复训练内容包括社交技能、生活自理技能、药品自我管理技能、运动技能、心理自我调节技能等。康复训练需要医院和家庭共同参与，应根据患者情况循序渐进，由简单到复杂地开展训练。

精神疾病的复发是可预防、可控制的。只要我们掌握了科学的方法，积极参与康复训练、参与社会活动，维持病情稳定并恢复社会功能是完全可以实现的!

参考文献

[1] 沈渔邨. 精神病学[M]. 5版. 北京：人民卫生出版社，2009.
[2] Lieberman J A, Koreen A R, Chakos M, et al. Factors influencing treatment response and outcome of first-episode schizophrenia: implications for understanding the pathophysiology of schizophrenia[J]. J Clin Psychiatry, 1996, 57(Suppl) 9: 5-9. PMID: 8823344.
[3] 赵靖平，施慎逊. 中国精神分裂症防治指南[M]. 2版. 北京：中华医学电子音像出版社，2015.
[4] 张宇，李书光，冯娟. 社区独立技能训练预防精神分裂症复发的研究[J]. 中华护理杂志，2004，39（8）：573-575.
[5] Antonova E, Kumari V, Morris R, et al. The relationship of structural alterations to cognitive deficits in schizophrenia: a voxel-based morphometry study[J]. Biol Psychiatry, 2005, 58(6): 457-467. DOI:10.1016/j.biopsych.2005.04.036. PMID: 16039619.

邱彦红　　北京大学第六医院

精神障碍患者康复过程中，家属可以做些什么

家庭是每个人一生中生活时间最长的环境，家人的支持和照顾可以让一个人不断地健康成长。

家属是精神障碍患者主要的照护者和监护者。家属对疾病的认识及干预，对患者的遵医行为及社会功能康复至关重要。

💡 **家庭是患者康复旅程中最自然的伙伴。**

下面我们具体谈谈在精神疾病患者康复中，家属可以做些什么。

首先是疾病及症状应对方面

尽早陪伴家人到精神科就诊

当家属发现家人出现精神症状征兆时,如出现自语自笑、情绪过度亢奋等异常变化,应尽早陪伴家人到精神科就诊。

> 早发现、早治疗,缩短从发病到就诊的时间,对改善精神疾病结局至关重要。

观察并防范家人出现危险行为

家属应重视与患者的沟通,及时观察其病情变化,加强危险物品的管理。

若患者因精神症状影响,出现自伤自杀、伤人毁物、外走等风险,应保证有专人看护。尤其在外出时要有家属陪同,必要时考虑住院治疗。

了解精神疾病相关知识和信息

精神疾病相关知识包括症状表现、药物作用和常见不良反应及处理、复发征兆、怎样预防复发等。只有掌握了一定的基本知识,才能遇事不惊,并能以科学的态度帮助患者治疗和康复。

帮助患者坚持药物的维持治疗

家属应向患者耐心讲解药物的治疗作用及必要性,督促患者遵医嘱按时按量服药,养成良好的服药习惯。

应注意观察药物的疗效及不良反应,若出现严重的不良反应,如行动僵硬、排尿困难等,要及时就诊。

注意识别复发先兆

定期带患者复诊,使医生连续、动态地了解患者病情,及时调整治疗方案,也可以使家属和患者及时咨询问题。

家属应注意复发的先兆,如持续失眠1周以上、情绪波动、既往症状再次出现、拒绝服药等,此时要及时就诊,做进一步的观察和处理。

其次是心理调适方面

接纳疾病、稳定情绪

当家人被诊断为某种精神疾病时,家属需要尽快接受现实,先稳定自己的情绪。

家属要认识到精神疾病与糖尿病、高血压等一样,都是一种疾病,并非由"不良行为"引起。

家属应采取适当的情感表达方式,避免负性情绪影响到患者。

主动关心患者

给患者一个温暖的家庭氛围,关心他的生活和心理感受,提供情感和物质上全方位的支持。家属的鼓励和支持是患者康复的巨大动力。

学会与患者良好沟通

以平和、亲切的态度与患者沟通,注意倾听、减少打断、及时澄清,多使用鼓励性语言,保证每天有一定的沟通时间。

不过度关注患者的病态行为,保持良好的心态接纳患者。当患者出现"妄想症状"时,不要试图说服,更不要争辩或嘲笑,否则会让他产生误会或不信任感。

讲话内容要明确,对患者提出要求时最好每次只提一个,如果一下子提好几个要求,会使患者无所适从。

帮助寻找必要的专业性心理服务

家属可以帮助患者寻找并获得专业的心理咨询或心理治疗,使患者学会应对负性应激事件的技巧,帮助其正确对待疾病,增强心理承受能力,培养乐观态度。

最后是社会功能康复训练方面

建立家庭康复训练的观念

要认识到家庭康复训练的重要性。

要与患者平等地进行沟通、商议。在疾病的不同阶段，需求也有所不同，应找出目前的主要问题，有针对性地进行训练，如症状的应对、自我管理、维持服药、文娱体育活动、技能康复训练等。

家属可以与患者一起进行康复训练，相互合作与支持。

帮助患者制定最佳的家庭康复计划

对患者既不过分要求，也不事事包办。

帮助患者建立规律的生活秩序，与患者共同制定切实可行的生活作息表，包括饮食起居、个人卫生等，并且督促他去完成。鼓励患者学习生活新技能。

鼓励患者用言语表达，正确地表达自己的情绪，创造交流的机会和场合，注重与患者的情感交流。

用优势视角寻找患者康复中的资源

善于发现家庭和患者自身的优势，帮助其寻找康复中的资源。

寻找专业的康复服务机构及过渡性的康复平台，让患者获得专业、科学、规范的康复服务，如日间康复中心、志愿者服务机构、温馨家园等。

为患者提供社交机会，充实生活内容。

适时培养患者的兴趣爱好，调动其内在潜能，充分发挥特长，培养自信与价值感。

为患者设立康复档案

可以定期记录患者的病情、治疗及康复过程，并做好阶段总结。

社会功能康复训练中要注意期望值应适度，制定短期目标，计划尽可能明确、具体，循序渐进，接纳挫折。

鼓励患者微小的进步。在生活和工作中患者不论有多小的进步，都要加以肯定和鼓励，避免抱怨和责备，重建患者的自尊与自信。

在精神障碍患者的康复旅程中，家属具有重要作用。应最大限度地发挥家属的能力，使患者能够有一个轻松的生活环境、一个健康平衡的心态，从而获得最大限度的全面康复。让我们共同努力！

重性精神疾病患者的居家康复

廖金敏　程嘉　北京大学第六医院

重性精神疾病主要包括精神分裂症、分裂情感性精神障碍、偏执性精神病、双相情感障碍、癫痫所致精神障碍、精神发育迟缓所致精神障碍等。这一类疾病发病时，患者的言语和行为会出现异常，病情较严重，急性发作时很多需要住院接受规范治疗。同时，这一类疾病往往病程长、复发率高，容易导致患者出现功能残疾。所以在急性期疾病得到有效控制之后，患者进入稳定期后还需要接受康复服务。

这就好比骨折。我们常说"三分治七分养"，医生通过手术或夹板固定等方法使骨折部位得到了恢复，但即使骨头长好了，也需要继续有一个康复的过程才能开始正常运动。有效的康复对于巩固疗效、减少复发、降低致残率、促进患者回归社会都具有非常重要的意义。

重性精神疾病患者的康复形式主要有院内康复、居家康复、社区康复等。在中国，由于医院、社区等公共资源相对不足，大部分精神障碍患者经过急性期治疗后往往需要回到家庭中，家属承担了大量的照料工作，因此居家康复显得尤为重要。

良好的居家康复能更好地监护和督促患者，不仅能进一步巩固疗效，减少疾病复发，而且相比于住院治疗，居家康复有着无法比拟的优势。患者离开陌生的医院环境，与亲人待在一起，更有利于促进患者工作学习、人际交往等各方面能力的恢复。

居家康复是一个系统工程，需要足够重视。很多精神疾病是慢性疾病，疾病在发生、发展过程中会影响认知功能、社交技能、生活技能，进而影响工作和学习能力。因此，患者和家属在居家康复中要注意从医学、社会、心理、职业四个方面提高能力，促进患者全面康复，帮助患者增强自信、回归社会。

医学康复

1. 找固定的医生定期进行门诊治疗。在医生的指导下选择合适的药物，观察药物副作用，及时反馈给医生进行处理。

2. 在家庭护理中逐渐引导患者自主管理药物，如从开始的家属摆药、患者认识药物的种类和服用剂量，逐渐过渡到在家属的督导下患者自主摆药，自行按时、按量服药，最终达到药品可以自己管理。

3. 帮助患者识别及总结自己病情波动的信号，做到早期识别复发信号、及时就诊，减少病情波动。

4. 引导患者认识自己疾病的表现，识别哪些是自己的症状。在这方面我们可以通过多参加医院的健康教育讲座和家属联谊活动，丰富精神卫生知识，提高症状识别能力。

社会康复

1. 生活技能：鼓励患者自己的事情自己做，照顾好自己的生活起居、个人卫生，家属尽量不要包办代替。同时要鼓励患者承担家庭责任，如帮助采购、做饭。

2. 社交技能：鼓励患者与以前的同学、朋友交往，不要因为担心别人知道自己患病而断绝一切社会关系，这将严重影响患者的社交能力。

3. 体能训练：部分患者在服药后食欲增加，加之外出活动减少，出现体重增加。家庭护理中注意监测体重，当发现体重增加超过病前体重的7%时，要特别注意体重管理。可以鼓励患者参加户外运动，通过耐力（有氧运动）、肌力和柔韧性练习增加体能。慢跑、做瑜伽等都是很好的增加体能的运动。

心理康复

1. 心理落差：由于患病、治疗等原因，患者在一段时间内可能需要休学或不能工作，很容易产生心理落差。这时候，家庭成员要多给患者一些鼓励，并且积极肯定。同时，帮助患者树立合理的预期和目标，例如暂时不能上学，可以先恢复看课外读物，多做家庭朗读、阅读分享，逐渐恢复课程复习、学习新知识。

2. 病耻感：患者患病后容易对疾病产生很多负面认知，有羞耻感，认为自己会被周围人抛弃。家庭成员首先要树立积极康复的信心，多接触康复好的患者和家庭，为患者找到康复的榜样。同时，鼓励患者像正常人一样生活，相信自己的行为、举止表现正常，别人会尊重自己的努力。

3. 压力管理：我们不能生活在完全没有压力的"真空"世界里，要帮助患者合理调整压力，培养兴趣爱好，找到积极的情绪宣泄方式。有条件的情况下，可以阅读认知行为疗法的书籍，练习正念冥想以缓解焦虑情绪。

职业康复

1. 上学、就业：患者恢复的终极目标是能恢复上学和社会就业。在病情稳定的情况下，可以鼓励患者寻找就业资源，增强面试的技能，学习职场的人际交往，参加就业技术培训。

2. 做有意义的事：家庭成员应尽量鼓励患者开展有意义的活动，如绘画、手工、舞蹈等兴趣爱好，发挥个人优势。

3. 分担家务：承担家庭责任，如帮助父母去超市购物、完成银行缴费、照顾老人，这些都是发挥个人能力很重要的途径。

4. 志愿服务：暂时不能社会就业时，也可以参加社会志愿服务，培养基本工作技能，加强团队协作能力。

疾病是医患共同面对的难题，治疗和康复密不可分。当医生竭尽所能帮患者渡过急性期的枪林弹雨，护送其到安全地带时，处于稳定期的患者更需要家属的理解支持。患者家属要积极参与到康复中来，搀扶其至背负他们一段，让患者早日恢复功能，重新回归社会。

精神障碍患者的家属是非常辛苦的，付出了很多时间和精力，不得不减少自己的兴趣爱好、人际交往，甚至辞掉工作、放弃事业。此外，家属也承受着较大的精神压力，常常担心患者的病情反复，有时自己的付出也得不到患者的理解，心里着急又委屈。在陪伴患者康复的过程中，家属也需要照顾好自己，管理自己的身体，及时舒缓压力和表达情绪，保证良好睡眠和适当运动。

我们要坚信，即便前路崎岖，只要爱与希望之火不灭，终能救护我们的患者，助他们渡过那漫漫长夜，迎来康复的曙光。

周书喆　　北京大学第六医院

三个小建议，助力家属守护患者健康

严重精神障碍包括精神分裂症、双相情感障碍等多种疾病，均不同程度地损害了患者的社会功能，给患者本人和家属以及社会带来了沉重的负担。目前在我国，众多部门参与到了严重精神障碍的管理和治疗工作当中，包括国家卫生健康委、民政部、公安部、人力资源和社会保障部、中国残疾人联合会等，但家庭仍是严重精神障碍患者一生中最坚强的支柱。

患者家属不仅需要照料患者的生活，还承担着防范风险、观察病情、监督服药等重要责任。重担之下，家属如何帮助患者更有效地应对疾病，如何增强患者及自身的心理健康呢？下面有三个小建议和您分享。

了解疾病知识，拒绝"旋转门"

一些严重精神障碍患者经常在家庭和精神病院之间兜兜转转，由于各种主观或客观原因，难以长期用药。例如认为病好了就不需要服药、担心长期用药伤身体、购药不便或经济负担无法承受等，导致病情波动，形成"入院→出院→停药→复发→再入院"的"旋转门"现象，这对于患者的长期预后是非常不利的。请牢记，坚持按医嘱规律服药是减少患者复发及再入院最重要的因素之一。

作为家属，您需要了解一些精神疾病的相关知识，其中**监督患者规律服药和及早发现病情波动**是您最重要的责任和任务。要尽量缩短从发现病情变化到就诊的时间，"早发现、早治疗"对疾病的结局影响巨大。无论是精神疾病的首次发作还是复发，及时干预都能有效缩短疾病病程，减轻功能损害。

除此之外，您需要了解应激事件对患者的影响以及如何减少此类事件，并帮助患者进行康复训练。全面了解上述知识对于任何人来说都是十分困难的，但别忘了您强有力的盟友——及时寻求精神科医生的帮助。众多精神卫生医疗机构均有为患者家属开办的精神卫生知识系列讲座或经验交流会等，有线下的，也有线上的。为了有效照顾患者，关闭"旋转门"，减轻您的负担，您可以到精神卫生医疗机构咨询相关讲座，为自己"充电"。

以柔克刚，改善家庭关系

作为患者的亲密守护者，您和患者的关系也会影响患者的疾病结局。受到疾病的影响，患者常常固执地相信一些您看起来或许荒谬的事情。有些患者会拒绝服药、拒绝就诊，有些则不愿出门、整日赖床，还有些患者容易着急、受不得别人质疑等。以上这些情况都可能让您不知所措，有时您也会气急败坏，恨铁不成钢。其实，面对患者的执拗或性急，以柔克刚常常会带来不一样的效果。

1. 讲话平和、态度亲切、内容明确。无论是向患者提出问题，还是吩咐他做事，每次只说一件事。

2. 经常用语言和行动来表达您对患者的关爱，避免相互抱怨和责备。

3. 用视频等多种方式记录患者的日常，既可以用来帮助患者了解疾病对自己的影响，提高服药的主动性，也可以及时发现患者的改变或进步。

4. 和患者一起制订小目标，制造一些小变化，寻找并分享生活的乐趣。

寻求帮助，建立联盟

《中华人民共和国精神卫生法》第二十八条规定："疑似精神障碍患者发生伤害自身、危害他人安全的行为，或者有伤害自身、危害他人安全的危险的，其近亲属、所在单位、当地公安机关应当立即采取措施予以制止，并将其送往医疗机构进行精神障碍诊断。"此外，对于已经确诊过精神障碍的患者，如果出现病情波动或治疗困难，作为家属，您可以寻求其他亲属、居（村）委会、当地公安机关、社区卫生服务机构等人员或单位的帮助。求助的过程可能不仅有助于患者的治疗和康复，还可以对您个人的各种心理困扰起到支持和疏导的作用。

守护罹患严重精神障碍的家人是一项巨大的挑战，但承担这项责任的不只有您，还有一个坚实的联盟，包括社区医生、精神科医生、社会工作者、康复治疗师等很多人。请您相信，在严重精神障碍的防治中，患者家庭、精神科医生及社区卫生支持系统之间是最可靠的治疗联盟。星星之火可以燎原，我们终会打赢这场"持久战"。

参考文献

[1] 姚贵忠. 精神分裂症咨询[M]. 2版. 北京：北京大学医学出版社，2009.
[2] 王勋，马宁，吴霞民，等. 2018年全国严重精神障碍患者管理治疗现状分析[J]. 中华精神科杂志，2020，53（5）：438-445.
[3] 信春鹰，黄薇. 中华人民共和国精神卫生法解读[M]. 北京：中国法制出版社，2012.

劳动、工作与精神康复

耿彤　北京大学第六医院

传染病疫情期间，我的一位同学小刘被要求居家隔离。几天后，她在朋友圈发声：

> 隔离中的小刘同学："在家待够了，还是让我去上那个累死累活的班吧！现在才发现，我竟然是如此地热爱我的工作！"
>
> 留言区
> 同事甲："截图发领导了。"
> 邻居乙："我也是，从未想过自己有超想工作的一天。"
> 闺蜜A："想工作的第N天……"
> 同学B："+10086。"（表示非常赞同。）

除了上述留言，竟然还有很多人点赞，表达有同样的感受。

难道居家办公不香吗？钱不少赚，不用早出晚归，着装、吃喝随意，还无须面对同事、领导，何等自在？那小刘为啥还是渴望上班呢？仔细想想，这里面蕴含着劳动、工作对于一个人的重大意义。

恩格斯曾在《劳动在从猿到人转变过程中的作用》一文中指出："没有劳动，就没有现代的人类，劳动是人类社会生存和发展的基本条件。"可见，劳动对人类的作用是举足轻重的。

劳动和工作对每一个人的实际意义

劳动和工作让我们有饭吃

道理是显而易见的：你谋求了一份工作，努力劳动，为他人、为社会做出贡献，并因此得到报酬。学生群体每天努力学习科学文化知识，同样是一件辛苦的劳动。掌握更多的知识，为的是将来能够更好地为社会、为国家做贡献。

我们的精神障碍患者朋友们，经过治疗后病情好转，坚持去工作、去积极劳动，自食其力，为家人、社会做贡献，这是非常值得称赞的做法。

有饭吃能满足我们的生存需求，也给我们带来安全感，满足了马斯洛需求层次论的第一层与第二层（图3）。

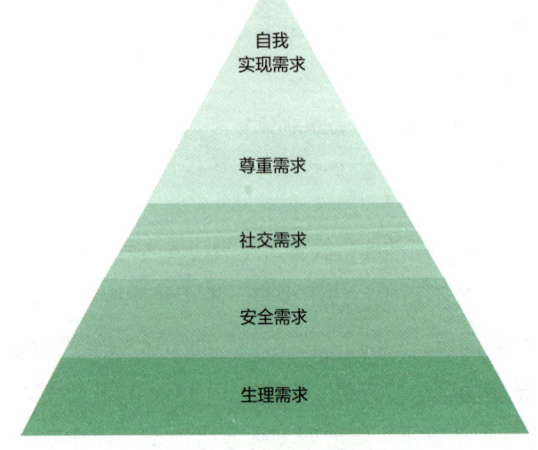

图3 马斯洛需求层次理论

工作让我们有社会交往

当今社会，很多人已经不再为温饱问题而发愁，但是他们仍然需要工作，坚持每天去上班。这是因为工作的过程还能够满足人的社交需求。

马克思和恩格斯认为:"社会交往是人在生产以及其他社会活动中发生的相互联系、交流和交换,是个体与个体或者个体与群体之间的相互往来,进行精神上的交流。"

社会交往的需求是人类的本能。如果一个人长期与外界隔绝,没有社会交往,就会感到孤独。孤独感会让人沮丧和痛苦,长此以往会损害精神健康。工作中产生的社会交往让我们感受到被爱与接纳,满足了人们心理上归属与爱的需求,也满足了马斯洛需求层次理论的第三层需求。

工作和劳动会帮助我们化解焦虑

我们现在所处的环境弥漫着"卷"的气息。每个人都有压力,多数人都在焦虑。

💡 焦虑的核心是内心的冲突。

人们内心中有两种主导思维:一种是"我应该更加努力,变得更优秀",但是想做的事很难,需要付出艰苦的劳动;另一种是"我太累了,先让自己快乐一下,躺平一会儿吧"。但当我们躺下的时候,内心并不平静,两种思维仍在冲突,还会想着那些应该做却没有做的事情,于是只能在痛苦中躺平。

💡 "少想多做,为所当为"是缓解焦虑的黄金法则。

当我们选择了去劳动、去做应该做的事情时,过程可能很艰难。一天下来辛苦劳累,也许没有什么即时可见的收获,但我们在心理上是踏实的,心灵是有收获的,对自己是满意的。真正努力工作一天的我们是心安理得的,我们没有理由去责难自己的碌碌无为。日久天长,我们终会收获劳动带来的成果。

劳动会让我们更健康

按时上下班让我们养成良好的生活习惯,作息更加规律。反之,长期缺乏工作和劳动的人，稍微运动就会感到疲惫，精神上容易焦虑不安，内心也会缺乏自信。

无论是体力劳动，还是脑力劳动，都会让我们的身体和精神更加健康。通过坚持不懈地工作、劳动，我们会变得身体强壮、精神愉悦、思维敏捷、积极乐观。

劳动和工作对于精神障碍患者的特殊意义

很多精神障碍患者脱离了社会工作，居家休养，极易作息不规律，甚至出现各种躯体问题，如体重增加、血糖、血脂异常，睡眠不规律，精神萎靡不振等。患者和家属常常认为这些问题是吃了精神科药物导致的。其实不然，这些患者的问题可能是因为生活中缺乏劳动和工作、作息不规律、运动不足、饮食不合理等所致，单纯地归罪于药物副作用就有些牵强了。

职业技能训练与精神康复

很多精神障碍患者面对工作时，内心矛盾重重。有的患者生病以后不敢再去应聘社会工作，担心工作压力大，自己对压力的承受能力差，会导致病情复发。但是，患者长期居家，无所事事，又不甘心如此清闲，想做点事情。找到一份合适的工作，成为很多人可望而不可即的奢求。

其实，患病后继续工作并不是一件很难的事情。如果您能够受到科学合理的职业技能训练，逐步提高工作能力，最终定会找到一份适合自己的工作，从而促进精神全面康复。

一般来说，**职业技能训练分为四步**：

第一步，庇护性就业。是指在庇护工厂/车间或者职业康复站（简称职康站）等场所，从事低压力、非竞争性的工作，从而学习工作技能。这种工作环境与主流社会是隔离的，是患者迈向竞争性工作的第一步。

第二步，过渡性就业。 是指由社区或康复机构与企业签订协议，担保完成某项初级的工作，受训的患者可以轮流上岗，工作不能完成时，由其他员工替代。报酬则根据患者完成的实际工作量来支付。

第三步，辅助性就业。 是指患者在康复机构的安排下，以正常雇员的身份工作并获得相应薪水，但需要精神卫生服务者的评估、协调和支持。

最后一步，独立就业。 是指患者同正常人完全一样，平等地从事竞争性的工作。

这种逐级进行的精神康复服务需要政府、企业和康复机构共同提供。

以北京市为例，各个社区精神卫生防治技术管理机构（简称精防机构）、社区残联都会为精神障碍患者提供职业康复的培训。例如北京市海淀区精神卫生防治院很早就建立了医院所属的庇护工厂，组织住院患者学习洗车技术，并且面向社会开展服务；建立了烘焙车间，组织患者制作面包、饼干，出售给附近居民及医院工作人员；还承揽包装餐具的工作，组织患者包装餐具，从事简单的手工劳动。这些辅助就业工作的开展，使很多患者的职业技能获得了锻炼和提高，为出院后进一步参与社会工作打下基础。

北京大学第六医院早在2010年就组建了"绿丝带"志愿者团队，让病情平稳的患者在医院各个岗位上参与工作。志愿者们在医院门诊大厅咨询台，提供咨询服务；在病房里，为住院患者提供陪伴和心理支持服务；在门诊的心理测查中心，提供咨询接待服务；在康复中心，负责接待、安排、协调康复中心的工作。这些参加志愿者工作的患者，通过此类的辅助就业，社会工作能力极大提高，一部分人已经找到了独立就业的工作机会。此外，北京大学第六医院的康复中心一直为患者朋友们提供职业康复培训的服务。

> 在全国,类似的康复服务在很多地区也有开展,有需要的患者朋友可以向当地的精神卫生医疗机构、基层医疗卫生机构、残联组织、民政部门以及村/居委会等了解。

劳动和工作是每个人必不可少的生活内容,我们应该热爱劳动、热爱工作。劳动和工作不仅让我们有事可做,更是我们身体和精神健康的基本保障。患者朋友们即使暂时无法从事社会工作,也依然可以找自己喜欢的事做,让自己动起来,规律、健康地生活。同时,不要放弃融入社会、回归正常工作的理想,积极接受科学合理的职业技能训练,逐步提高工作能力。

在"五一国际劳动节"到来之际,谨以此文唤起大家对劳动和工作的热爱,也愿大家能安心享受五天假期不工作的快乐。

熊娜娜　北京大学第六医院

"世界抗癌日",关爱肿瘤患者的身心康复

案例 王女士和她丈夫来心理门诊咨询时,她的情绪已经到了崩溃的边缘,家庭关系也紧张到了极点。

她今年48岁,曾经是一名老师,有一个已成年的孩子,小家庭幸福美满。这一切从三年前的例行体检开始改变。检查发现她有一个乳腺肿块,最后被确诊为乳腺癌伴腋窝淋巴结转移。此后,王女士经历了手术、化疗、内分泌治疗等多种治疗,病情基本得到控制。为了调养身体,她不再工作、长期在家,但她的情绪反而越来越不好了。一方面她难以接受自己"不完整"的身体,另一方面和丈夫的关系也变得很紧张,

> 尤其当丈夫工作忙碌时,她总是怀疑和担心丈夫出轨。王女士的丈夫也感觉压力很大,一方面医疗花销带来的经济负担让他的生活变得很节俭,另一方面他还要面对妻子的过度指责和猜疑,想方设法安慰妻子的情绪。
>
> 雪上加霜的是,王女士近期复查时发现肿瘤复发了。不堪承受的她来到了心理门诊寻求帮助。

癌症已经成为一个无法回避的严重社会问题,每年2月4日为"世界抗癌日"。据统计,我国每年确诊恶性肿瘤患者380.4万,死亡229.6万;每分钟有7人被诊断为恶性肿瘤,每分钟至少4人死于恶性肿瘤。罹患癌症对于患者本人及其家庭来说不亚于一场浩劫,其或短暂或漫长的诊断和治疗历程往往让患者和亲人的身心都不堪重负。

癌症患者不同阶段的常见情绪反应

在获知诊断初期,患者往往处在震惊和恐惧中。 拿到诊断的那一刻,很多人都会感到震惊:"这是不是真的?有没有可能搞错了?我怎么可能得癌症?"震惊之后,患者会陷入深深的沮丧和恐惧,包括对生命终结的恐惧、对疾病带来痛苦的恐惧、对离开孩子的恐惧、对拖累亲人的恐惧,以及对不能完成人生未尽之事的恐惧。恐惧之后,患者又会有强烈的求生欲望。这一阶段相应的挑战是应对这种强烈的情绪、接受诊断,并需要和信任的人商量,做出治疗决策。

进入主要治疗阶段后,有的患者还处在难以接受、绝望或愤怒中。 有的患者被治疗带来的副作用困扰,如切除部分组织或器官后"不再完整"的感受、失去控制和自主性的感受;有的患者脱离既往日常生活轨道后感到孤独、失落,缺少亲密关系或性接触,甚至产生对伴侣的过度指责或怀疑。

经过治疗后进入缓解期的癌症患者会感到释放、感激,同时也担

心癌症复发和转移，对身体不适的关注可能会增加，"活在不确定感中"。很多癌症患者经过一轮或者几轮的治疗后，病情控制得比较好，有机会回归日常生活。他们的心里像有一块大石头落了地，会放松很多。"劫后重生"，他们开始感激当下拥有的生活，甚至能建立新的人生观。

不幸的是，有的患者最终还是会经历复发，此时患者常常出现震惊、焦虑、抑郁、否认和绝望。这一时期，患者一方面要接受疾病进展的事实，另一方面还承担着未来的不确定性，甚至面临死亡等可能性。他们的情感变得脆弱，容易担心、紧张，感到丧失希望和信任，甚至自我怀疑。**一部分患者将不得不面临疾病终末期的问题，常见的情绪反应是对死亡的恐惧、沮丧和退缩，也可能仍存在强烈的愤怒和怨恨，对家人和医护人员的依赖会增加。**他们面临身体日益衰弱，可能需要安排一些家庭和法律事务，与重要的家人和朋友告别等。

癌症患者和家属如何应对疾病

现代医学研究表明，癌症不只是躯体的疾病，更是一种身心疾病，情绪和心理状态对疾病的发生、发展产生重要的影响。在癌症患者的诊疗实践中，以下应对方式是**有益的**。

积极面对疾病

乐观积极的心态本身就是一种良药，可以激发机体的活力，能促进心理、神经内分泌和免疫系统相互作用，从而达到杀灭肿瘤的目的。人最大的恐惧是对于未知的恐惧。在疾病的初始阶段，患者自己或者家属需要得到专业的诊断和治疗意见，有条件者可寻求多学科联合会诊，对病情做出准确、细致的判断，并针对个体拟定最为合适的诊疗方案，从而充分了解疾病诊断的整个阶段、治疗相关的副作用及可能出现的问题，制定预案。在漫长的诊疗过程中，有一个清晰的计划才能避免慌乱，也才能掌握主动权。

寻求意义和精神支持

随着现代医学的发展，规范的治疗已经可能长期抑制很多种癌症的进展，消减甚至完全杀灭癌灶，使患者获得长期生存。很多康复患者可以逐步恢复原来的生活、工作和朋友圈，不再把自己仅仅当作"肿瘤患者"，重获社会角色、精神支持和意义感。

更多时候，癌症更像是一个人生的急刹车，让你停下奔跑的脚步，慢下来，重新感受和思考生活的意义。只有停下来感受阳光底下那些平凡琐碎的美好，才会发现原来天是那么蓝，云是那么淡，窗边的小花是那么美，楼下的街道是那么热闹，往日忽略的那些日常的温暖里蕴藏着生活的意义。慢下来，可以重拾从前那些因为忙碌而放弃的爱好或培养出新的兴趣爱好，如种花、养鸟、写书法、做美工、听音乐等，愉悦放松身心；或发展出新的信念或信仰，让自己投入更大的事业或获得更强的力量。

良好的人际关系和社会支持

"没有人是一座孤岛"，人类的命运都是相通的。苦难的境遇让人更有直面苦难的勇气，彼此感同身受，在风雨中守望相助、互相温暖。多与信任的人聊天、沟通等，良好的人际支持能极大缓解肿瘤患者的孤独感、焦虑等负面情绪，使其减轻思想负担。积极参加抗癌俱乐部等集体活动、和病友间相互交流抗癌经验能消除孤独感，有效增加患者的信心；如果能用自己的亲身经历鼓励和帮助他人，也能进一步提高患者的自我价值感，有助于延长生命。

积极运动

对身体最诚挚的尊重就是运动起来，让血肉之躯去感受内在的活力与生存欲望。多项研究表明，适度运动可以直接激发身体中的肿瘤抑制和防御机制，对治疗产生积极的作用。定期进行身体锻炼可以通过减少脂肪含量，改善激素平衡，降低血糖水平，增强免疫系统，从而直接或间接杀灭肿瘤，减少复发扩散。患者可以寻求医生的帮助，根据情况确定最佳的运动方式和运动量，尽早开始运动，调动机体的活力，从而抵御癌症的发生和发展。

信任专业的医生

寻求正规、合适的医疗机构，在医生那里定期随诊、配合治疗，相信科学，这无疑是疾病康复过程中的有力保障。在面临肿瘤的重大打击下，部分患者可能会被所谓能"治愈疾病"的宣传所诱惑，轻信"土办法""小诊所""外国专家"，不仅会造成高额经济损失，甚至可能延误肿瘤本身的治疗，带来难以预测的副作用。因此，在抗癌的漫漫征途中，患者和家属需要保持清醒的头脑，相信专业的医生和机构，从正规渠道了解信息。

有准备的头脑

家属在全力配合治疗、支持关爱患者的同时，也需要尽早开始思考最坏的情况，有所准备，并根据患者的病情和承受能力，在适当的时候尝试着逐渐渗透这个话题，直到能够直接面对、坦诚交流；必要时可求助于主管医生，甚至舒缓医疗的医生。只有真切地了解患者的内心世界，才能将更多的注意力放在未了的心愿上，让他们感受到被爱并能够表达爱，在从容、有尊严、平和中感受秋叶之静美。

抗癌之路，崎岖也泥泞，如长岭遇雨、暗夜前行。他人的帮助如同那撑开的伞、点亮的灯，最直接的帮助来自于挚爱亲人，必要时需要向专业人员求助。

出现哪些情况时需要心理干预

在癌症患者中，最常见的需要心理干预的问题是急性应激反应或适应障碍，即获知癌症诊断后短期或长期的混乱状态。短期可表现为一定程度的意识不清、注意受限、坐立不安等，甚至出现自杀的想法和行为。长期可表现为焦虑、抑郁，反复思考某些事情，睡眠障碍，回避社交或公共场合，或存在难以解释的躯体不适，如疼痛、恶心和乏力。此外，肿瘤患者遇到的婚姻和家庭、经济和职业等社会问题也会和精神心理问题交互影响。如果程度超出患者和家庭的应对能力，并影响患者的精神状态和社交关系等，那么就需要及时寻求专业的心理支持；情绪上承受巨大压力的伴侣、孩子和其他与患者亲近的人也是治疗对象。在很多医院，有精神科和心身科提供的会诊和联络服务、心理治疗等可供选择。

当前，肿瘤医学的发展让许多癌症得到了有效的控制，甚至可以治愈。因此，肿瘤患者应保持乐观的心态，树立坚定的信念，坚持规范的治疗，在带瘤生存的同时树立新的生命观，活在当下，积极过好每一天。无论发生什么，这才是最好的应对方式。正如威廉·奥斯勒在《生活之道》中写道的，"最紧要之事是不要关注远方模糊的，而要做手边清楚的""纵灾难将至，大祸临头，笑着抬头面对总好过匍匐屈服"。人力有时尽，生命之花终将自然凋零，随风飘散。来过、爱过、哭过，世界的精彩和人心的温暖都感受过；走了，世界依旧潮来潮去，云起云落。

参考文献

[1] 费长青. 心身医学：初级医疗的入门读物[M]. 熊娜娜，曹锦亚，译. 北京：中国协和医科大学出版社，2016.

[2] 大卫·赛尔旺-施莱伯. 每个人的战争——抵御癌症的有效生活方式[M]. 张俊，译. 桂林：广西师范大学出版社，2017.

邹 然　　湖南省肿瘤医院

让我们一起读懂癌症患者

中国人喜欢说一句话："有什么别有病。"如果问大家最怕得的疾病，癌症一定榜上有名。

癌症一直严重威胁着人类的健康和生命。在患者与癌症对抗的过程中，医护人员是最重要的战友。良好的医患沟通能够减轻患者的恐惧、焦虑和对未来的不确定感，增加患者对治疗的配合度和满意度。而良好沟通的前提，就是医护人员看见和懂得癌症患者。

> **案例** 李女士，26岁，是一个漂亮、能干的女子，父母健在，丈夫体贴，尚无子女。生病前她对未来有很多计划和美好的憧憬。拿到乳腺癌诊断书后，她躺在床上一天没吃饭，哭泣，埋怨上天为什么让自己这么年轻患癌，害怕被丈夫嫌弃，担心拖累家人。在家人的劝说下，她来到医院。虽然治疗过程顺利，但是李女士一直紧张、担心，比较悲观。在接受心理治疗后，情绪才明显好转。

对患者来说，确诊癌症就像人生被按下了暂停键，正常的工作、生活、学习需暂时停止。生活变得简单，只有住院、检查、出院、居家休养；目标变得唯一，就是好好地活下去。何时重启正常生活，需考虑很多因素。

疾病过程中，患者需要承受很多压力

生理压力

癌症作为疾病，常带来身体的不适。具体症状因癌症的部位、严重程度和性质不同而有差异。以女性发病率较高的乳腺癌为例，中晚期会出现淋巴水肿、疼痛等症状，并影响活动能力。抗癌治疗如手术、放疗和化疗等，也有一定的副作用，会影响患者的生活质量。

心理压力

癌症确诊的前三个月，很多患者都会经历生存危机。他们在心中不断问自己："为什么我会得癌，是生活习惯不好吗？命运不公，为什么我这么年轻就得病？为什么我的疾病没有早点被发现？谁能帮助我？我能治好吗？我还有未来吗？"

治疗过程中，患者会担心治疗效果、治疗副作用和治疗对形象的影响。

当疾病缓解，有些患者仍生活在癌症阴影下，担心疾病复发。

患者会出现多种负面情绪，如紧张、担心、害怕、后悔、心烦、悲伤等。

社会压力

疾病改变的除了身体状况，患者的家庭角色、经济状况和社会地位都会受影响。

患者会考虑："生病了，工作会不会受影响？还能要孩子吗？孩子这么小，我生病会影响孩子吗？收入减少，到哪里筹集治疗费用？以后怎么生活？家人会抛弃我吗？大家看到我生病了，还愿意和我做朋友吗？"

患者对医护人员的非常规医疗性需求

信息支持

疾病的治疗有较多的不确定性，这使患者在做医疗决策时常患得患失和缺乏信心。患者需要医护人员提供大量的信息，阶段不同，需求不同。

治疗过程中，他们希望获得关于治疗方案、治疗副作用、生存率、预后等方面的知识。康复阶段，他们希望了解饮食和睡眠调整、情绪调整、中医中药、运动等方面的内容。

💡 医护人员需要以通俗易懂的语言，根据患者个体的情况，提供相应的信息，方便他们选择和行动。

心理支持

患者的心情受身体状况和处境的影响，常常时好时坏。这个过程中，心境起伏是正常的事。

医护人员尊重的态度、鼓励的言语、关切的行动，都可以支持患者，让他们感到温暖。

💡 患者希望在医疗过程中得到平等的参与权,在治疗的同时也关注生活质量的改善及自身是否得到尊重、合理要求是否得到满足。

社会支持

患者生病后,缺乏足够的时间、精力和能力去了解社区和政府中可以利用的资源,也不懂得如何向社会求助。**医护人员把患者转介给医务社工,社工可以给予很多实际帮助**,如筹集善款,提供救助信息、康复设备,给予情绪支持,修复家庭关系等。

家属教育

家属作为照顾者,需要承担起陪伴、照料以及物质、经济、情绪支持的任务。照顾质量直接影响患者的生活质量。有些家属做得很好,能为患者提供有效支持。然而,对疾病持有错误的观念,会导致一些家属因为患者病前的一些习惯(如吸烟等)而不断指责患者。这会引起患者的孤独和无助感。

💡 患者希望医护人员作为代言人,教育家属改变错误观念和做法。

💡 作为医护人员,不仅需要关注疾病,还需要关注癌症人性的一面。

抗癌路上,你我同心。希望我们一起读懂患者,在肿瘤防治中融入温情和温暖。

👤 邹 然 🏥 湖南省肿瘤医院

善终,让生命圆满落幕

"我不能理解我的妈妈。她为什么要放弃治疗?我认为只要有一线希望,就要坚持治疗。"一位中年女性看着我,她的眼神中充满了困惑。她本身是一名护士。她的妈妈是一位德高望重的教授，一生桃李满天下。妈妈患晚期肺癌，身体已经有多处转移，现在拒绝住院化疗，只愿意待在家中接受止痛治疗。关于临终，妈妈坚决要求不插管、不抢救。女儿无法接受妈妈的决定，非常担心，不断试图说服妈妈改变想法。

个案中母女的矛盾在于她们对生命和死亡的理解差异。患者的追求是善终，不做创伤性治疗和抢救；女儿的希望是母亲活在世间更久一点。

《尚书》中说人有"五福"，即寿、富、康宁、好德、考终命。其中"考终命"就是"善终"。究竟什么是"善终"，怎样做到"善终"呢？

在第7版《现代汉语词典》中，"善终"指"人因衰老而自然死亡，不是死于意外的灾祸"，即能享天年、安详而逝。我是一个从事临终关怀的医生，面对了太多生命即将逝去之貌，对于"善终"也有了更多的理解。我认为"善终"是指患者在生命末期无痛苦、少折磨、不煎熬，有亲人陪伴，死亡过程宁静、有尊严。

阻碍患者善终的因素

大众对医疗技术的迷信

科技的发展使人们更有能力对抗疾病和逃避死亡。仅仅抗肿瘤治疗就包含手术、放疗、化疗、中医、生物治疗、免疫治疗、靶向治疗等众多手段。大家常感觉，只要努力治疗，就一定会获得成功。我们时常会看到，医生不遗余力地针对某一癌症进行治疗；患者四处求医，不放过任何治疗机会，甚至过度求治。

事实上，并不是所有的努力都能获得成功。我们仍然要面对医学不可能治愈一切疾病，也不可能治愈每一位患者的事实。生老病死是自然规律，不可抗拒。

晚期癌症患者的需求被忽视

患者经常对我们说："我不怕死，我只害怕痛。痛起来，生不如死。"晚期癌症患者有很多的身体症状，包括疼痛、呼吸困难、疲乏等。与家属更多关注生存时间不同，患者更在乎身体感受，希望身体少受罪。他们还需要有人提供心理支持和社会支持，保持内心平静，帮助处理生活事务等。

家属代替患者做决策

中国是一个传统社会。当患者身患严重疾病的时候，医疗的决策权常集中在家属手中。有些家属和患者感情深厚，希望患者坚持接受所有治疗。有些家属出于社会道义和舆论压力，明知治疗无望，也不愿或不敢放弃治疗。有些家属做决策时会选择性忽视患者的需求，只重视生命的长度，不重视质量。

怎样帮助癌症末期患者善终

安宁疗护，幽谷伴行

当患者所患疾病已经不能治，生命已经无法挽救时，还有一个选择——安宁疗护。安宁疗护也被称为临终关怀、姑息治疗。

由医生、护士、志愿者、社工、理疗师及心理咨询师组成的多学科安宁疗护团队，会针对预计生存期不超过6个月的临终患者，提供身体、精神心理、社会等多方面的照顾和人文关怀。团队重视症状控制；给予患者心理疏导，解决心理问题；给予患者资源，帮助处理社会事务；努力保持患者的身体舒适、心理平静。

比起过度治疗和"安乐死"，安宁疗护重视生命并承认死亡是一种正常过程，既不加速也不延缓死亡。

和安宁疗护相伴的一个医疗措施是**生前预嘱**。生前预嘱是提倡患者在健康或清醒时，决策在不可治愈疾病末期或临终时要或不要哪种医疗护理的指示文件。

上文中的患者最终选择的就是安宁疗护和生前预嘱。

推行生命教育

受中国传统文化的影响，人们对于"临终""死亡"都有所避讳。

人们可以痛快地谈"生",论"死"则沉重、隐晦,甚至很多医护人员对于死亡也缺乏正确认知。我们缺乏生命教育,这导致大家在真正面对死亡时,茫然不知所措。

生命教育包括生死的一体两面,可以帮助大家对死亡有正确的认识和思考,有效地解决因为死亡而产生的种种问题,协助建立积极的人生观,提升生命的品质。

既然死亡是人生的必修课,我们可以早早研究和准备,免得临时抱佛脚。**死亡需要准备。**虽然无法掌控生死,但我们有适应和处理的能力。

生死关头,已经没有是非成败的负担。我们可以**尊重内心,持最好的期待,做双重的打算,在人生的最后一程带着舒适和尊严,幸福地谢幕。**

> 在这个清明节
> 我们来谈谈死亡
> 只有我们真正接纳生命是有始有终的过程
> 我们才会更珍惜生命
> 尽心尽力地、精彩地过好每一天
> 愿去者善终,留者善别,能者善生

于 玲　北京大学第六医院

摘掉有色眼镜,消除歧视与偏见

歧视是由于他人**特殊的特征**而**不平等地对待**或**拒绝他人**的行为。对精神疾病患者的歧视是一个古今中外都存在的问题。精神疾病的名称、精神疾病的症状表现、精神科药物服用后的副作用等，都是引起人们歧视的特殊特征。

甚至我们说起自己是精神专科医院的工作人员，也会被某些人嘲笑或以此来开玩笑。有人曾被问过："你们精神科医生，是不是都是因为自己生病或者家里人有这方面毛病，才选择了精神科？"还有同事提到过，在大家庭聚会时，她介绍自己是一名精神科医生，而她父母纠正说她是"心理医生"。

歧视的表现

一说到精神疾病，一些字眼可能会在人们的脑海中浮现：呆呆傻傻、愣、懒散、相处不安全、暴力、无法控制、长期需要监护、不可捉摸、不可信任、不负责任、治不好、没有理智、不能结婚和生育、不能工作、需要长期住院……这些字眼是对精神疾病患者的刻板印象，是有关他们的不准确的负面信息。**实际上，众多患者经过系统、规范的治疗后，都能够正常地生活、学习和工作。**

但在这些刻板印象的影响下，对精神疾病患者的歧视体现在患者社会生活的方方面面。

社交上，很多人认为精神疾病患者是没有理智的、暴力的、不安全的、有风险的，从而不愿打交道，对精神疾病患者感到恐惧，远离甚至孤立他们。

工作中，有些雇主会认为精神疾病患者是不负责任的、不可信任的、不能胜任工作的、不能承受压力的，因此对精神疾病患者不会雇佣、生病后辞退或调离岗位。

歧视不仅体现在社会生活中，在家庭生活中也同样存在。

有的家人认为精神疾病治不好、极易复发、长期需要监护，索性让患者长期住院而拒绝接回家；有的家人认为精神疾病患者呆呆傻傻、没有主意，不仅家里的事情不与患者商量，连患者自己的事情也包办代替；有的家人认为精神疾病患者是不能结婚生育的，对患者的婚育意愿横加阻止……

歧视的影响

影响患者的社会功能和生活质量

正如歧视的表现所涉及的，对精神疾病患者的歧视会影响患者的生活、工作、社交、婚姻、社会地位等，几乎波及患者生活的方方面面。精神疾病患者首先是一个人，却由于歧视，失去了作为社会人的很多权利，甚至完全被疾病吞噬，只拥有病人的角色，生活质量大大下降。

影响患者的就医行为，增加治疗难度

有的患者担心被诊断精神疾病而不来医院就诊，或者担心药物副作用而拒绝服药，直至病情发展到难以控制的程度。抗拒或推迟就医致使患者不能接受及早干预和系统治疗，从而延误治疗时机，加重病情，增加疾病治疗难度，影响了患者的预后。

增加精神残疾，加重家庭和社会负担

外界的歧视使患者四处碰壁，不得已退居家中。长期的居家生活会加重患者的社会功能衰退，造成社交退缩、精神残疾，进而加重家庭和社会负担。

如何消除歧视

加强社会宣传，引导大众正确认识精神疾病

宣传不仅要面向患者及家属，还要面向学校、企事业单位和社区，面向每一个人。宣传不仅在"世界精神卫生日"等特别节日进行，而且要长期开展，不断渗透。只有大众对精神疾病有了科学认识，才能减少对精神疾病患者的负面评价与误解。

正确引导媒体报道，使人们客观看待精神疾病

电视、广播、报纸、网络等大众传媒是社会公众形成对精神疾病和

精神疾病患者看法的重要媒介。目前的一些宣传报道，在某种程度上，对加深对精神疾病患者的歧视起到了推波助澜的作用。比如有些媒体提到精神疾病，大都是在某个暴力事件发生后，报道肇事者是精神疾病患者。正确引导媒体宣传的方向，把精神疾病患者真实、客观、正面的形象融入到宣传中是非常必要的。

医疗上提高诊疗水平和药物疗效，减少药物副作用

提高精神疾病的诊疗水平，对精神疾病早发现、早干预，可以有效控制疾病症状、改善患者预后。药物副作用的减少可以使患者更易于接受治疗，也使大众不因药物不良反应而对患者另眼相待。疾病的可防可控、能治能好会让大众体会到精神疾病并非那么可怕，减轻对精神疾病患者的成见。

患者本人要克服人际排斥，主动将生活过得正常化

精神疾病患者从一个病人转变为一个正常人是可行的，要努力用正常人的标准要求自己，使用得体的言语，做出符合社会规范的行为；还要努力回到生病前的自己，重新正常生活、学习、工作、社交、爱与被爱……让人们看到精神疾病能好，患者康复后能像其他人一样地生活，从而改变周围人的误解和偏见。

患者家属作为患者最亲近、最密切的关系人，要鼓励、支持、理解、接纳患病家人

首先，不要讳疾忌医，不要因为感到耻辱而延误了患者的治疗。督促患者遵医嘱规律系统服药，接受心理治疗，参加康复训练，最大程度帮助患者获得康复。同时，体谅患者的病情变化，关注积极的方面，鼓励患者努力像正常人一样生活，社交、工作尽快回到正轨。而且，要尊重患者的选择权与自主性，不要细枝末节都替患者做主，不要向患者隐瞒其患有精神疾病的情况，要跟患者一起与医生讨论病情和治疗方案，这样才更有利于患者的恢复。

社会大众主动学习和了解精神卫生相关知识

调查结果显示,中国成人精神障碍终生患病率高达16.57%。我们每一个人一生当中都有可能患病,我们也可能成为患者本人。因此,我们每一个人都应该行动起来,主动学习精神卫生相关知识,了解精神疾病,接纳精神疾病患者,不再将他们看作异类——他们是我们中的一员。

精神疾病相关的歧视是一个社会问题,摘掉有色眼镜、消除歧视和偏见需要社会各界共同关注、共同努力。患者努力配合治疗,家属鼓励患者像正常人一样去享受生活、承担责任,精神科医务人员提高诊疗水平,媒体真实宣传,大众客观了解精神疾病。终有一天,对精神疾病患者的冷漠与逃避会变成理解与关爱。

张五芳　　北京大学第六医院

消除污名,从看见自我污名开始

案例

小王是一名17岁的高中生。有一天他出门被小区的狗追赶,此后逐渐不敢出门,总担心会不会被狗咬、会不会得狂犬病,不能去上学,但即便在家也无法安心,总是担心、害怕会遇到各种各样的问题。家长带小王到医院就诊。经过1个多月的药物治疗后,小王的担心和不安逐渐消失了,继续回到学校上学。

这本是精神科日常门诊中众多案例之一,但3个月后,小王的妈妈再次来就诊,说孩子逐渐停了药,现在复发了。可是我们之前明明和家长说好小王这种情况需要连续服药一段时间,不能自行停药。小王的妈妈似乎也有点愧疚,难为情地说道:"唉,大夫,实话跟你讲,我们心里的压力是很大的。孩子还这么小，怎么能长期吃药呢？而且他也没有那么严重呀，我觉得他不是精神病吧……"

我们对小王停药复发感到着急的同时也对家长的这些话表示理解，因为我们知道这些顾虑和担心不只小王妈妈有，这些误解的背后其实是精神障碍的污名/病耻感。

"××病被理解成一种偏执：是意志的失败，或是情感过于强烈。不过，不管它如何令人望而生畏，它总能唤起同情。患者被认为是十分脆弱、充满自暴自弃的冲动的人。医生们开出的处方是：宜人的环境、远离压力和家人、健康的饮食、锻炼以及休息。"

猜猜这是对什么病的描述？是抑郁症？还是其他心理疾病？

答案是肺结核！

这段话来自苏珊·桑塔格（Susan Sontag）1978年发表的《作为隐喻的疾病》。在文章中，桑塔格反思并批判了结核病、艾滋病、癌症等在社会的演绎中一步步被隐喻化，从"仅仅是身体的一种病"转换成了一种道德批判，并进而转换成一种政治压迫。

在医学的发展进程中，类似肺结核这种被污名化的疾病仍然有很多，比如精神分裂症、抑郁症、焦虑症等精神障碍。人们通常更能"接受"自己生理上生病，因为身体并不完全受自己的控制；而对心理上的"疾病"则不然，人们常认为应该能掌控自己的心理、情绪、想法等，所以精神疾病相关的污名更加严重。

什么是污名

污名是对某一群体的消极想法或态度、偏见，可能导致歧视。所以，我们通常认为污名来自他人的评判。

患有精神障碍的人经常经历污名。比如，会有观念认为患者应该对他们自己患有疾病负责，认为有精神障碍的人存在暴力倾向，认为抑郁症的人意志软弱、逃避现实……

这些都是不正确的观念。

什么是自我污名

但有时我们会将他人或整个社会的负面感受内化,这就是自我污名。

自我污名是患者对自己持有的消极信念或态度,让自己感到羞愧或尴尬。它会导致低自我价值、低自尊,降低自我效能感,影响患者寻求治疗或照顾好自己的能力。

自我污名的类型

研究人员将自我污名分为四种类型。

异化

自我污名会让患者感到与周围的人脱节或疏远。这会使患者寻求帮助或接受支持变得困难。例如,因生病感到自卑,因生病感到羞耻、失望或尴尬,把生病全部归咎于自己,感觉疾病毁了自己的生活,感觉没有人能理解自己所经历的一切。

刻板印象

有自我污名的人会开始认同他人关于精神疾病患者的负面说法,这就是所谓的刻板印象。这可能会让患者对工作或人际交往等事情抱有"何必呢"的态度,因为会觉得这些目标是无法实现的。例如,认为自己因为生病而不能结婚或生孩子,感觉自己因为生病而无法过上充实的生活,担心疾病会妨碍事业等。

歧视

有自我污名的人往往经历过来自他人的歧视。随着时间的推移,这会让患者觉得人们总是在歧视自己,即使他们并没有这样的意思;患者也可能会觉得人们不把自己当回事,或者自己不可爱,人们不会想和自己交往等。

社交退缩

污名和自我污名会让患者逐渐远离他人,不与人亲近,尤其是不与没有精神疾病的人亲近。他们可能会尽量减少社会关系,因为认为自己是一个负担,进而导致社交退缩。

如何克服自我污名

改变我们对自己的态度和信念似乎很难,但研究表明这绝对是可能的。当我们对自己感到失望时,以下这些方法可能会对你有所帮助。

寻找事实

看看那些证明消极信念是错误的事实。这些事实可以来自其他精神障碍患者,也可以来自我们自己的个人经历。例如,如果觉得自己不受别人喜欢,自己性格不好,可以听一听家人和朋友对自己的看法,看看在生活中家人对自己的爱、朋友对自己的爱。

寻求帮助

精神科医生或心理咨询师在帮助我们处理自我污名方面具有独特的专业视角,他们可以运用一些专业的干预措施,例如认知行为疗法等,帮助我们应对自我污名。所以需要时,可以及时向他们寻求帮助。

考虑告知他人自己的疾病诊断

有些病友发现告知周围的人自己的疾病诊断是一件很有力量的事情。我们可以从有选择性地尝试告知开始,比如告诉他人自己心里曾经有过一段很困难的时期。当然,这一步很难,只有自己能确定告知别人自己的疾病诊断是否真的适合自己。

找到同伴

与其他精神障碍患者联系可以帮助我们减少孤独感、减少病耻感,同样的患病和康复经历让大家更有共同语言,能够相互支持。可以在精神卫生医疗机构、精神康复机构以及社区中寻找同伴,甚至我们可以发起这样的团体和组织。

自我污名在精神障碍患者中非常常见，而这源于公众对精神障碍的污名和歧视。消除公共污名仍然任重道远，但努力面对自我污名就是重要的开始。

参考文献

[1] 苏珊·桑塔格. 疾病的隐喻[M]. 程巍, 译. 上海: 上海译文出版社, 2003.
[2] Corrigan P W, Rao D. On the self-stigma of mental illness: stages, disclosure, and strategies for change. Can J Psychiatry, 2012, 57(8): 464–469. DOI:10.1177/070674371205700804.
[3] Mittal D, Sullivan G, Chekuri L, et al. Empirical studies of self-stigma reduction strategies: a critical review of the literature. Psychiatr Serv, 2012, 63(10): 974–981. DOI: 10.1176/appi.ps.201100459.

李春月　　北京大学第六医院

精神障碍患者的居家护理
——老年篇

都说人老了以后就会像小孩一样，渴望被关心和照顾，俗称"老小孩"。对于老年精神障碍患者来说更是如此。

常见的老年精神障碍有老年期情绪障碍、老年期记忆障碍、各种躯体疾病导致的精神障碍、精神分裂症等。精神科治疗可以明显缓解和改善这些疾病的病情，症状控制后的居家护理亦至关重要。那么如何对老年精神障碍的患者进行居家护理呢？

家庭的理解和配合

家庭是患者生活和活动的主要场所，**家人的理解和配合是良好居家护理得以实现的关键。**

家属可以通过各种正规渠道加强自我学习，充分认识和理解老年精神障碍的临床表现以及药物的不良反应，将患者日常生活中"不可理喻的想法和行为"正确理解为患者疾病的症状表现，而不是其故意为之、故意找麻烦。这样不但能更好地照顾患者，做到出现病情变化时及时察觉并带患者就诊；也能很快调整自己的情绪，保持积极稳定的心态，从而减轻照顾者自身的心理负担。

基础护理

个人卫生

鼓励患者料理自己的生活，积极维持自理能力。 根据患者自理能力，定期看护或协助患者洗澡、更衣、理发，让其感到清洁、舒适，提升老年人的自我形象与自尊感，不要什么事情都为其代劳。

营养均衡

注意营养搭配，保证足够的营养与水分摄入。 对于拒食者，要了解原因，做好相应的解释工作，劝其进食，必要时可由家属喂食，保证机体营养摄入。对于食欲旺盛的老年人，要适当限制进食量和进食速度，做到合理定量。对于吞咽困难、牙齿脱落的老年人，应根据其具体情况准备半流食或者流食，防止噎食。

> 预防噎食的小细节

1. 选择密度均匀、黏稠度适当、不易分散、易于变形且不易残留的食物，比如稠一点的粥、煮得烂一点的面条等。可根据情况选择半流食或流食。

2. 坐位进食应采取前倾姿势；若卧床，喂食时需将上身垫高至少30度。

3. 选择勺头面积小且较浅的勺子，比较容易控制进食量。一口最多20 ml，一口吃完再吃下一口。

4. 餐后应漱口，清除口腔残留物，保持口腔清洁。

5. 如患者出现呛咳，应停止进食，使其低头弯腰、保持身体前倾，防止残渣再次进入气道。

排泄护理

重视便秘，积极帮助患者调整生活方式，建立良好的排便习惯。老年人便秘的发生随年龄增长而逐渐增多，且与精神心理障碍关系密切。建议老年人日常生活中多饮水（每日超过1.5 L），多摄入膳食纤维，比如增加豆类、谷物等摄入，适度运动。建议患者在晨起或餐后2小时内尝试排便，排便时集中注意力，减少外界因素的干扰。若仍无法改善便秘症状，需及时就诊，根据病情选择合适的药物进行干预。

警惕尿潴留，定时诱导小便。老年人因膀胱壁萎缩或前列腺肥大，再加上一些药物的作用，更容易发生尿潴留（膀胱内充满尿液而不能正常排出）。尿潴留的患者首先要放松心情，用热毛巾敷在下腹部，大约半小时后，可听着水流声尝试排尿。男性患者如无躯体疾病，可用手法排尿：右手拇指、食指分开，虎口部位紧抵膀胱底部，左手掌用力按压膀胱体，嘱患者用力排尿。若仍无法排出，应尽快就医，不可大意疏忽。

保障睡眠

保障患者的睡眠质量对巩固治疗、稳定情绪起着非常重要的作用。**创造良好的睡眠条件**，保持卧室安静、舒适、整洁，光线明暗适度，温度适合，避免不利因素刺激。鼓励患者多活动，避免日间卧床小睡，保持起床时间规律，**养成良好的睡眠习惯**。必要时在专业医生的指导下合理选用和服用安眠药，避免擅自增加安眠药量。

安全护理

环境的管理

老年精神障碍患者各器官功能逐渐减退，感觉迟钝，视力、听力减退、行动迟缓、反应慢、平衡能力差，更加容易发生跌倒。不良的周边环境是引起老年人跌倒的重要危险因素。

为防止意外事故的发生，居住环境应光线适宜，物品简单有序，地面应保持干燥、平坦，减少物品堆放；教会老年人正确使用助行器；降低床的高度或在地上放置固定的垫子来预防老年人坠床；老年人常用的椅子高度以平腘窝为宜，最好有扶手，便于老年人起身或坐下；行动不便的老年人外出、如厕、洗澡时，应陪同搀扶。**生活起居要做到三个"30秒"**——醒后30秒再起床，起床坐起后30秒再站立，站立30秒后再行走。

药物的管理

老年精神障碍患者往往会出现认知功能退化、记忆及语言障碍。对于轻症患者，可采取措施帮助其按时服药、避免遗忘，如将服药和生活中某些必做的事相联系，或者将药物放在醒目的位置，并用醒目的字体标明用药剂量和服药时间。对于病情较重的患者，应由家属代为保管药物，看着患者服用，防止错误用药和故意漏服，提高用药安全性。

心理护理

与患者共同制定可行的康复目标，协助患者建立疾病康复后的生活方式。 鼓励患者与社会接触，最大限度地保持社会功能。

心理护理过程中，要做足三个"心"：①耐心：多与患者交流和陪伴，当患者语言行为出现错误时不要急于纠正，可转移其注意力后再告诉他正确的方式，耐心解释；行为正确时，则要及时表扬和鼓励。②爱心：尊重和爱护老年人，避免大声训斥、嘲笑或责备，正确引导，帮助患者维护自尊，鼓励患者保持积极、适当的行为方式。③细心：细心观察患者的情绪变化，及时给予关注。

> **你陪父母做过哪些事情？**
>
> 1. 陪父母去看一场电影。
> 2. 带父母一起去旅行。
> 3. 和父母一起翻看老照片，谈论小时候的事，回忆过去的美好时光。
> 4. 陪父母看他们感兴趣的电视节目。
> 5. 为父母拍照、录像，记录他们的生活，和他们分享。
> 6. 陪父母散步、锻炼身体。
> 7. 和父母一起买菜，准备一桌美味的饭菜。
> 8. 像父母教我们写字一样，耐心地教他们使用电子产品。
> 9. 陪父母拜访他们的朋友。
> 10. 用心去听父母的唠叨。

除以上护理外，还应丰富老年人的日常生活，有针对性地加强老年人的功能锻炼，具体可根据老年人身体状况、客观条件以及以往爱好来确定，如练习书法、绘画、种花、养鱼、学习各种技能等，以加强记忆力和语言沟通等各方面的能力。

良好的居家护理对老年精神障碍患者的预后至关重要，让我们一起给"老小孩"更多的关心和照护，帮助他们提高生活自理能力和生活质量！

参考文献

[1] 乔雨晨，常红，孟茜. 痴呆患者照顾者需求的质性研究[J]. 解放军护理杂志，2016, 33（3）: 19-22. DOI:10.3969/j.issn.1008-9993.2016.03.005.

[2] 郭晓蔓. 老年精神障碍病人跌倒的危险因素分析及护理干预[J]. 护理研究，2011, 25（21）: 1939-1940. DOI:10.3969/j.issn.1009-6493.2011.21.035.

[3] 韩萍. 简述老年人常见特殊问题的护理对策[C]. 海口：中华护理学会全国第12届老年护理学术交流暨专题讲座会议，2009: 152-154.

[4] 樊文彬, 蓝海波, 谢彦鹏, 等. 慢性便秘与精神心理障碍的相关性研究[J]. 中国全科医学, 2009, 22（34）: 4272-4276. DOI:10.12114/j.issn.1007-9572.2019.00.456.
[5] 王薇, 许乐, 邱蕾. 中国老年人便秘评估技术应用共识（草案）[J]. 中国老年保健医学, 2019, 17（4）: 46-47. DOI:10.3969/j.issn.1672-2671.2019.04.012.

康岚　北京大学第六医院

疗身也要护"心"
——慢性躯体疾病患者的心理健康

随着社会经济的发展及生活方式的改变，人们的疾病构成也发生了很大的变化，心脑血管疾病、慢性阻塞性肺疾病、糖尿病等慢性躯体疾病已成为现阶段威胁人类健康的主要公共卫生问题之一。慢性躯体疾病作为一种不良的精神刺激，会给患者带来沉重的心理压力，也对心理健康造成了严重影响。

国内外很多研究发现，慢性躯体疾病患者普遍存在不同程度的心理问题，如躯体化障碍、强迫、焦虑、抑郁、人际关系敏感、恐惧及偏执症状等。**慢性躯体疾病的发展和治疗是一个长期过程，它不只造成患者身体上的变化，更造成心理上的冲击，表现在以下几个方面。**

第一，躯体疾病导致患者主观感觉异常，包括生理不适，甚至出现长期的生理改变、功能减退。患者注意力转向自我，对自身身体变化异常敏感，而对周围事物关注度下降，部分患者甚至会因为过分关注躯体症状而出现敏感多疑。

第二，病痛的长期折磨、反复接受治疗和检查的痛苦、遵循治疗计划或疾病所加诸己身的限制（饮食、活动等）使患者的基本需求得不到满足，这些均可能使患者产生抑郁情绪，表现为情绪低落、烦躁易怒、意志消沉等。

第三，患者对疾病认知不足，而且病程中疾病的好转与恶化交替出现，甚至使患者濒临死亡。疾病的无法预测性会使患者感觉失去控制感，产生紧张、焦虑等不良情绪，或对死亡充满恐惧。

第四，慢性躯体疾病的存在也可能会造成患者社交互动减少、社交范围缩小，患者对医生和家属的照顾产生强烈的依赖感，做事缺乏信心。这些也不利于患者采取积极的应对方式解决问题。

> 一边要积极治疗躯体疾病，一边还要面对如此复杂的心理问题，这时患者要如何呵护自己的心灵呢？

第一，接纳痛苦

要知道，每个人罹患疾病时都会经受痛苦，只是痛苦的程度不同。对于这种必然会经历的痛苦，患者要学会接纳它，与它和平共处。要允许自己有一个痛苦的过程，允许自己有一段时间来接受疾病、适应疾病。只有敞开接纳痛苦的胸怀，才能最大程度地减轻痛苦，才能合理地管理自己的情绪。

第二，学会情绪表达

不良情绪产生之后如果不及时疏解，将会导致"负能量"不断蓄积，所以，患者要通过主观努力增加对情绪的表达。也许是放声大喊、哭泣，也许是适当的有氧运动，也许是向亲人、好友倾诉，也许是吟诗、作画，也许是唱歌、弹琴，甚至像贝多芬那样在痛苦中谱出不朽乐章……

第三，培养积极的心态

心态决定我们的心情，甚至改变我们的际遇。人们常说"凡事多往好处想",这是心理健康之道,也是幸福的不二法门。即使对于不幸的事件,积极的心态也能够激发变"负"为"正"的力量。

换一个角度想,这些慢性躯体疾病正是在提醒和督促我们要改变某些生活习惯,养成健康生活方式。也许是告别烟酒等不良嗜好,也许是要规律作息、避免过劳,也许是要科学饮食、拒绝垃圾食品,所有这些都是在为身体创造更好的条件。

第四,增加愉快来源

人的正常生活好像一个平衡状态,它需要支点来支撑,支点越多,平衡越稳定。当身体健康这一支点暂时不支时,如果其他支点可以分担它承担的力量,那么生活的平衡就不至于被破坏。这些支点可以是家庭、事业、社交,也可以是兴趣爱好,像之前提到的唱歌、弹琴这种文学艺术的欣赏与创作,不仅能疏泄不良情绪,也能增加愉快来源,为生活平衡提供更多稳定的支撑。所以,一定要学会享受生活,因为享受生活才是生活的落脚点。

最后,如果上述方法依然不理想,患者还可以及时寻求精神心理专业人员的帮助。医生会根据情况采取有针对性的药物和(或)心理治疗,给予患者最大的帮助。

生活就像是正在辛勤耕耘但尚未收获的田地,即使艰难,也请多播种几个希望。因此,当慢性躯体疾病来临时,我们仍要满怀信心和希望,不回避,勇敢面对,用接纳和包容的心态积极应对,等待身体和心灵的收获!